L'infermiera

Anestesista

La Guida completa

SILVIA REALI

Indice dei contenuti

Capitolo 1: Introduzione all'anestesia   15

    Storia e sviluppo dell'anestesia   16

    Ruoli e responsabilità dell'infermiera anestesista   17

    Le caratteristiche chiave di un'anestesista infermiera efficace   19

Capitolo 2: Fondamenti dell'anestesia   21

    Tipi di anestesia: generale, locale, regionale.   22

    Principi di farmacologia in anestesia   24

    Monitoraggio del paziente in anestesia   26

Capitolo 3: I preliminari   29

    Valutazione pre-anestetica del   30

    Preparazione mentale ed emotiva del paziente   35

    Anticipare le sfide cliniche   37

Capitolo 4: In sala operatoria   39

    Tecniche di induzione e mantenimento dell'anestesia   40

Gestione delle vie aeree   42

Il monitoraggio avanzato e la sua importanza   44

Gestione delle complicazioni intraoperatorie   46

Capitolo 5: Le conseguenze   49

Monitoraggio post-anestetico   50

Gestione del dolore post-operatorio   52

Complicazioni post-anestetiche comuni e loro gestione   54

Capitolo 6: Tecniche speciali in anestesia   57

Anestesia pediatrica: sfide e particolarità   58

Anestesia per la chirurgia ostetrica   59

Anestesia in situazioni di emergenza e trauma   62

Capitolo 7: Simulazione in anestesia   65

L'importanza della simulazione nella formazione   66

Scenari comuni e come utilizzarli in modo efficace   68

Feedback e lezioni apprese dalla simulazione   70

Capitolo 8: Comunicazione in sala operatoria   73

Tecniche di comunicazione efficace con l'équipe chirurgica 74

Gestione dei disaccordi e delle tensioni in sala operatoria 76

L'importanza della comunicazione con i pazienti e le loro famiglie 77

Capitolo 9: Gestione delle risorse e sicurezza in anestesia 81

Ottimizzare l'uso di attrezzature e farmaci 82

Procedure e protocolli per garantire la sicurezza del paziente 84

Gestione degli incidenti e degli errori in anestesia 86

Capitolo 10: Collaborazione interprofessionale 89

Lavorare con i chirurghi: comprendere le loro esigenze e aspettative 90

Sinergia con gli infermieri della sala di rianimazione e della terapia intensiva. 92

Lavorare con i farmacisti e altri specialisti 94

Capitolo 11: Patologie specifiche e loro implicazioni per l'anestesia 97

Gestire i pazienti con co-morbilità multiple 98

Anestesia per i pazienti con malattie rare 100

Considerazioni speciali per i pazienti anziani   102

Capitolo 12: Emergenze e situazioni eccezionali in anestesia   105

Anestesia in situazioni di disastro e di crisi umanitaria   106

Gestione di una reazione anafilattica   107

Anestesia fuori dalla sala operatoria: situazioni di emergenza   109

Capitolo 13: Anestesia e popolazioni speciali   113

Pazienti immunocompromessi e trapiantati   114

Anestesia per i pazienti con disturbi psichiatrici   116

Considerazioni per i pazienti obesi o bariatrici   117

Capitolo 14: Gestione del dolore cronico   121

Il ruolo dell'infermiera anestesista nelle cliniche del dolore   122

Tecniche avanzate di gestione del dolore   123

Collaborare con altri specialisti della gestione del dolore   125

Capitolo 15: Ambiente e infrastruttura della sala operatoria   127

Progettazione e organizzazione ottimale di una sala anestesia — 128

Protocolli di sicurezza e igiene ambientale — 130

Gestione delle risorse e dell'offerta — 131

Capitolo 16: Le sfide della formazione in anestesia — 135

Sviluppi nei programmi di formazione e certificazione — 136

L'importanza delle soft skills nella formazione — 137

Supervisione, tutoraggio e trasferimento di conoscenze — 139

Capitolo 17: Anestesia ambulatoriale — 141

Principi e vantaggi dell'anestesia ambulatoriale — 142

Selezione e preparazione del paziente — 143

Gestione post-operatoria e follow-up — 145

Capitolo 18: Questioni psicologiche in anestesia — 147

Ansia pre-operatoria: capire e rassicurare il paziente — 148

Sostenere i pazienti dopo un'esperienza traumatica — 149

Il ruolo del supporto psicologico per gli anestesisti — 151

Capitolo 19: Complementarietà tra anestesia e terapia intensiva   153

     Principi di base della rianimazione   154

     Trasferimento del paziente tra la sala operatoria e l'unità di terapia intensiva   155

     Collaborazione tra infermieri anestesisti e medici di terapia intensiva   157

Capitolo 20: Farmaci in anestesia: ultimi sviluppi e prospettive   161

     Nuovi agenti anestetici sul mercato   162

     Tendenze nella sedazione e nei blocchi nervosi   163

     Questioni legate alla resistenza ai farmaci e alle alternative   165

Capitolo 21: Qualità e miglioramento continuo in anestesia   167

     Principi di gestione della qualità nell'assistenza sanitaria   168

     Metodologie per valutare e migliorare le prestazioni   170

     Feedback e analisi degli incidenti   172

Capitolo 22: Prospettive storiche sull'anestesia   175

     L'evoluzione dell'anestesia attraverso i secoli   176

Pionieri e scoperte di riferimento 177

Lezioni apprese dal passato e 179
influenza sulla pratica attuale

Capitolo 23: Sviluppo della carriera 183

Formazione accademica e continua 184

Opportunità di specializzazione in 186
anestesia

Networking, mentoring e leadership in 188
anestesia

Capitolo 24: Innovazioni tecnologiche in 191
anestesia

La nascita dell'anestesia guidata 192
dall'intelligenza artificiale

Nuovi dispositivi e attrezzature per 194
l'anestesia

La telemedicina e il suo ruolo 196
nell'anestesia

Capitolo 25: Il futuro dell'anestesia 199

Le innovazioni tecnologiche e il loro 200
impatto

Ricerca e sviluppo in anestesia 202

La visione del futuro: l'infermiera 204
anestesista di domani

Capitolo 26: Risorse e riferimenti 207
aggiuntivi

Libri di riferimento e articoli chiave   208

Organizzazioni professionali e   211
conferenze

Networking e comunità professionali   212

« L'*infermiere anestesista non è solo un tecnico di farmaci e macchine; soprattutto, è un vigile guardiano del sonno del paziente e un pilastro essenziale della fiducia in sala operatoria.* »

Capitolo 1

INTRODUZIONE ALL'ANESTESIA

Storia e sviluppo dell'anestesia

Nel cuore dello sviluppo medico, la storia dell'anestesia è affascinante e cruciale. Testimonia l'incessante ricerca dell'umanità di alleviare il dolore, trasformando innumerevoli interventi chirurgici da tormenti insopportabili in interventi tollerabili, persino impercettibili.

Le origini dell'anestesia risalgono all'antichità, molto prima che esistesse il termine stesso. Le prime civiltà utilizzavano pozioni a base di erbe e oppiacei per addormentare i pazienti durante gli interventi chirurgici. Gli Egizi, ad esempio, usavano estratti di oppio e mandragola. I cinesi usavano l'agopuntura per addormentare alcune parti del corpo.

Ma è stato nel XIX secolo che l'anestesia ha vissuto una vera e propria svolta. Nel 1846, il mondo medico fu scosso quando un dentista americano di nome William Morton dimostrò pubblicamente il successo dell'uso dell'etere per addormentare un paziente durante un'estrazione dentale a Boston. Questa dimostrazione aprì le porte alla rapida adozione dell'etere in tutto il mondo.

L'etere, tuttavia, non era privo di inconvenienti. Era infiammabile, aveva un odore sgradevole e poteva causare nausea. Altri agenti, come il cloroformio, furono introdotti poco dopo. Il cloroformio guadagnò popolarità dopo essere stato utilizzato per alleviare il dolore del parto dalla Regina Vittoria nel 1853. Nonostante la sua popolarità, aveva i suoi rischi, tra cui la tossicità cardiaca.

Tra la fine del XIX e l'inizio del XX secolo, sono stati compiuti progressi significativi con la scoperta della cocaina come anestetico locale e l'introduzione del protossido di azoto, che viene utilizzato ancora oggi. Allo stesso tempo, lo sviluppo delle tecniche di intubazione ha dato agli anestesisti la possibilità di mantenere aperte le vie aeree, cambiando il panorama degli interventi chirurgici più complessi e dei pazienti ad alto rischio.

Con il progredire della scienza, l'anestesia si è evoluta con l'avvento di barbiturici, benzodiazepine e altri agenti endovenosi. Il 20° secolo ha visto l'avvento del monitoraggio elettronico del paziente, che ha permesso agli anestesisti di monitorare il cuore, la pressione sanguigna, l'ossigenazione e altri parametri vitali in tempo reale, aumentando così la sicurezza del paziente.

La storia dell'anestesia è un riflesso della capacità umana di innovare di fronte alle sfide. È la storia della perseveranza, del coraggio e dell'ingegno. Grazie a questi progressi, interventi chirurgici un tempo fatali o impossibili sono diventati comuni, dando nuova vita a milioni di persone. E mentre guardiamo al futuro, con tecnologie come l'intelligenza artificiale e l'anestesia personalizzata, le prossime pagine di questa storia saranno sicuramente altrettanto, se non più, rivoluzionarie.

Ruoli e responsabilità Infermiera anestesista

L'infermiera anestesista, figura centrale in sala operatoria, svolge un ruolo cruciale nel garantire il benessere e la sicurezza dei pazienti prima, durante e dopo l'intervento. Con una formazione specifica, approfondita e rigorosa, è il collegamento essenziale tra il paziente, l'équipe chirurgica e l'anestesiologia.

Prima dell'operazione :
Uno dei primi ruoli dell'infermiere anestesista è la valutazione pre-anestetica. Incontra il paziente, raccoglie l'anamnesi, le eventuali allergie, i farmaci attuali e qualsiasi

altra informazione rilevante per anticipare e prevenire possibili complicazioni. Questa fase offre anche l'opportunità di rassicurare il paziente, affrontare eventuali paure e stabilire un rapporto di fiducia.

È anche responsabile della preparazione dei farmaci e delle attrezzature necessarie per l'anestesia, assicurandosi che tutto sia pronto e in ordine per l'operazione.

Durante l'intervento :
Quando il paziente è in sala operatoria, l'infermiera anestesista è spesso colei che somministra l'anestesia, sia essa generale, regionale o locale. Durante l'operazione, monitora costantemente i parametri vitali del paziente - come la frequenza cardiaca, la pressione sanguigna, la saturazione dell'ossigeno e la temperatura - e regola l'anestesia di conseguenza per garantire una condizione stabile.

Inoltre, lavora a stretto contatto con il chirurgo e l'équipe medica, segnalando qualsiasi cambiamento o anomalia e intervenendo rapidamente in caso di complicazioni.

Dopo l'intervento:
Quando l'intervento è terminato, l'infermiera anestesista svolge un ruolo chiave nel recupero del paziente. Si assicura che il paziente si svegli in modo sicuro, controlla gli effetti collaterali dell'anestesia e gestisce il dolore post-operatorio. L'anestesista è spesso il primo volto che il paziente vede dopo l'intervento, offrendo rassicurazioni e informazioni sull'operazione.

Ulteriori responsabilità :
Oltre a questi ruoli essenziali, l'infermiere anestesista può anche essere responsabile della formazione di studenti e di nuovo personale, condurre ricerche per migliorare le tecniche di anestesia e partecipare a comitati ospedalieri per garantire elevati standard di assistenza e sicurezza.

L'infermiera anestesista è una sentinella della sicurezza del paziente, un pilastro del mondo chirurgico, che unisce competenze tecniche, conoscenze mediche approfondite e compassione. La loro presenza rassicurante e la loro esperienza assicurano che, nel mondo complesso e in continua evoluzione dell'anestesia, ogni paziente riceva la massima qualità di assistenza.

Caratteristiche principali un'efficiente infermiera anestesista

Gli infermieri anestesisti hanno un'enorme responsabilità come parte del team medico. Per svolgere questo ruolo con competenza e garantire la sicurezza e il benessere dei pazienti, devono possedere una combinazione unica di qualità professionali, interpersonali ed emotive. Ecco le caratteristiche chiave di un infermiere anestesista efficace:

Competenza clinica: al centro della professione, è essenziale una solida conoscenza dei principi, dei farmaci e delle tecniche anestetiche. La capacità di prendere decisioni rapide sulla base di questa competenza è fondamentale.

Attenzione ai dettagli: nella somministrazione di anestetici, una piccola variazione nel dosaggio o un'omissione nella valutazione del paziente possono avere conseguenze importanti. Un occhio attento ai dettagli è quindi essenziale.

Capacità comunicative: l'infermiera anestesista deve essere in grado di comunicare efficacemente con i pazienti, le famiglie e l'équipe medica. Deve spiegare le procedure in modo chiaro e rassicurante, sapendo ascoltare attivamente.

Calma sotto pressione: in sala operatoria, possono verificarsi situazioni impreviste in qualsiasi momento.

19

La capacità di mantenere la calma, di pensare in modo logico e di agire rapidamente è fondamentale.

Empatia: comprendere e condividere i sentimenti degli altri, in particolare dei pazienti ansiosi o spaventati, aiuta a creare fiducia e a garantire una migliore esperienza del paziente.

Adattabilità: la medicina è un campo in costante evoluzione. Un'infermiera anestesista efficace è pronta ad adattarsi a nuove tecniche, tecnologie e pratiche per fornire la migliore assistenza possibile.

Spirito di squadra: lavorare in sinergia con chirurghi, infermieri, tecnici e altri operatori sanitari è essenziale per garantire la sicurezza e l'efficienza di una procedura.

Capacità di risolvere i problemi: di fronte a sfide o complicazioni inaspettate, l'infermiera anestesista deve essere in grado di pensare in modo creativo e critico per trovare soluzioni.

Integrità professionale: aderire a una rigorosa etica medica, rispettare la riservatezza e agire sempre nell'interesse del paziente sono qualità fondamentali.

Impegno costante nell'apprendimento: la medicina avanza a passi da gigante. Un efficace infermiere anestesista cerca costantemente opportunità di formazione continua per rimanere all'avanguardia nel suo campo.

Combinando queste caratteristiche, l'infermiere anestesista non è solo un esperto in anestesiologia, ma anche un sostenitore, un educatore e un alleato essenziale per ogni paziente che incontra. Queste qualità, se coltivate e affinate, fanno la differenza tra un professionista competente e uno eccezionale.

Capitolo 2

FONDAMENTI DI ANESTESIA

Tipi di anestesia:
generale, locale, regionale

Il controllo del dolore e della coscienza durante le procedure mediche è il cuore dell'anestesiologia. A seconda della natura della procedura e delle condizioni del paziente, si utilizzano diversi tipi di anestesia. Ognuno ha i propri vantaggi, applicazioni specifiche e considerazioni. Esploriamo insieme questi tipi di anestesia.

Anestesia generale :

Descrizione: l'anestesia generale pone il paziente in uno stato di profonda incoscienza. Durante questo stato, il paziente non sente alcun dolore e non ricorda la procedura.

Metodo di somministrazione: può essere somministrato per inalazione (gas anestetici) o per iniezione endovenosa. Spesso viene utilizzata una combinazione dei due.

Uso: viene comunemente utilizzato per gli interventi chirurgici maggiori, come le operazioni toraciche, addominali o cardiache.

Considerazioni: Il monitoraggio dei parametri vitali è essenziale. Potrebbe essere necessaria l'intubazione per proteggere le vie aeree e garantire una ventilazione adeguata.

Anestesia locale :

Descrizione: l'anestesia locale addormenta una piccola area specifica del corpo, lasciando il paziente completamente cosciente.

Metodo di somministrazione: spesso viene somministrato tramite iniezione diretta nell'area chirurgica.

Uso: in genere si usa per interventi minori come l'estrazione di un dente, la rimozione di un neo o il trattamento di una piccola lesione cutanea.

Considerazioni: Il paziente può avvertire pressione o movimento, ma non dolore. Durante l'iniezione può avvertire una leggera sensazione di formicolio o di bruciore.

Anestesia regionale :

Descrizione: intorpidisce un'area più ampia del corpo, come un intero arto o la parte inferiore del corpo.

Metodo di somministrazione :

Blocco nervoso del plesso: l'anestetico viene iniettato in prossimità di un plesso nervoso, interessando una regione del corpo come il braccio.

Anestesia spinale: l'anestetico viene iniettato nel liquido cerebrospinale intorno al midollo spinale, intorpidendo la parte inferiore del corpo.

Peridurale: simile all'anestesia spinale, ma l'anestetico viene iniettato nello spazio epidurale intorno al midollo spinale.

Uso: spesso viene utilizzato per il parto (epidurale), per gli interventi agli arti o per le operazioni al basso addome o al bacino.

Considerazioni: Il paziente rimane cosciente, ma l'area anestetizzata è insensibile al dolore. In alcuni casi, possono essere somministrati dei sedativi per rilassare il paziente.

Ognuno di questi tipi di anestesia offre vantaggi specifici a seconda della procedura e delle esigenze del paziente. La scelta dipende da molti fattori, tra cui la natura dell'intervento, lo stato di salute del paziente e, talvolta, la sua stessa preferenza. In tutti i casi, l'obiettivo principale è garantire la sicurezza e il comfort del paziente durante l'operazione.

Principi di farmacologia
in anestesia

La farmacologia è un pilastro essenziale dell'anestesia. La padronanza dei farmaci, dei loro effetti e delle loro interazioni è fondamentale per garantire la sicurezza e l'efficacia dell'anestesia. Ecco una panoramica dei principi chiave della farmacologia in anestesia:

Farmacocinetica :

Assorbimento: in che modo il farmaco entra nell'organismo? Ad esempio, i farmaci inalati possono essere assorbiti rapidamente dai polmoni.

Distribuzione: una volta nell'organismo, come viene distribuito il farmaco ai vari tessuti?

Metabolismo: come viene trasformato o scomposto il farmaco, di solito dal fegato?

Eliminazione: come viene eliminato il farmaco dall'organismo, spesso attraverso i reni o la respirazione?

Farmacodinamica :

Descrive l'effetto del farmaco sull'organismo. Come funziona a livello cellulare o molecolare? Per esempio, alcuni farmaci funzionano bloccando i canali ionici nelle cellule nervose, impedendo così la trasmissione del dolore.

Agenti induttori :

Sono i farmaci utilizzati per indurre l'anestesia generale. Possono essere somministrati per via endovenosa o per inalazione.

Agenti di manutenzione :

Una volta che il paziente è sotto anestesia, questi farmaci mantengono lo stato di incoscienza. Possono includere gas inalati come il sevoflurano o farmaci somministrati in infusione continua.

Analgesici :

Questi farmaci sono utilizzati per gestire e ridurre il dolore. Comprendono oppioidi come il fentanil o la morfina e non oppioidi come il paracetamolo.

Bloccanti neuromuscolari :

Utilizzati per indurre il rilassamento muscolare, questi agenti sono spesso impiegati durante gli interventi che richiedono un'immobilizzazione completa.

Agenti reversibili :

Questi farmaci sono utilizzati per invertire gli effetti di altri agenti, come i bloccanti neuromuscolari.

Vasoattivi :

Questi agenti influenzano il tono vascolare, la pressione sanguigna e la contrattilità cardiaca. Vengono utilizzati per sostenere la funzione cardiovascolare durante l'anestesia.

Sedativi e tranquillanti :

Viene utilizzato per rilassare e sedare i pazienti prima e talvolta dopo un intervento chirurgico.

Considerazioni speciali :

Interazioni farmacologiche, allergie, variazioni genetiche e condizioni mediche possono influenzare il modo in cui il paziente reagisce a un farmaco. La conoscenza e la vigilanza sono essenziali.

La farmacologia in anestesia è un campo vasto e complesso. Ogni farmaco ha caratteristiche uniche e interagisce in modo diverso con l'organismo. Una comprensione approfondita di questi principi consente all'anestesista di scegliere e somministrare i farmaci in modo da ottimizzare le cure e ridurre al minimo i rischi.

Monitoraggio del paziente in anestesia

L'anestesia, sebbene di routine in molte operazioni, è una procedura delicata che richiede un attento monitoraggio del paziente. Il monitoraggio durante l'anestesia è essenziale per garantire la sicurezza del paziente, per rilevare precocemente le complicazioni e per guidare le azioni dell'anestesista. Ecco una panoramica degli elementi chiave del monitoraggio in anestesia:

Monitoraggio cardiovascolare:

Elettrocardiografia (ECG): monitoraggio dell'attività elettrica del cuore, rilevamento di aritmie e altre anomalie cardiache.

Pressione sanguigna non invasiva (NIBP): misurazione regolare della pressione sanguigna mediante un bracciale.

Pressione arteriosa invasiva (IBP): misurazione continua della pressione arteriosa tramite un catetere inserito in un'arteria, generalmente utilizzata per interventi chirurgici importanti o per pazienti instabili.

Pulsossimetria: misurazione della saturazione di ossigeno nel sangue mediante un sensore solitamente posizionato sul dito.

Monitoraggio respiratorio:

Capnografia: misurazione continua della CO_2 espirata, essenziale per valutare la ventilazione.

Flusso e volume corrente: traccia la quantità di aria inspirata ed espirata con ogni respiro.

Analisi dei gas inspirati ed espirati: assicura che la miscela di gas respiratori sia appropriata e che l'apparecchiatura funzioni correttamente.

Monitoraggio neurologico:

Indice Bispettrale (BIS): misura del livello di coscienza del paziente durante l'anestesia generale.

Monitoraggio neuromuscolare: per monitorare l'effetto degli agenti bloccanti neuromuscolari e la loro reversione.

Monitoraggio della temperatura:

Il monitoraggio della temperatura corporea è fondamentale, poiché l'ipotermia o l'ipertermia possono avere gravi conseguenze durante e dopo l'intervento.

Monitoraggio della diuresi:

La misurazione del flusso urinario può fornire informazioni sulla funzione renale e sullo stato emodinamico del paziente.

Monitoraggio della profondità dell'anestesia:

Utilizzando vari dispositivi e tecniche, come il BIS, per assicurarsi che il paziente si trovi a un livello di anestesia adeguato.

Rilevatori di emboli gassosi:

Utilizzato in alcuni interventi chirurgici ad alto rischio di embolia gassosa.

Monitoraggio emostatico:

Durante gli interventi chirurgici ad alto rischio di sanguinamento, il monitoraggio in tempo reale della coagulazione del sangue può essere fondamentale.

Allarmi e avvisi:

Tutti i monitor sono dotati di allarmi per notificare al team medico qualsiasi parametro che non rientra nei limiti normali.

L'accuratezza e la velocità sono essenziali quando si monitora un paziente sottoposto ad anestesia. Gli anestesisti devono essere addestrati non solo a interpretare i dati forniti da questi monitor, ma anche a rispondere in modo rapido e appropriato a qualsiasi anomalia rilevata. La tecnologia moderna ha migliorato notevolmente la sicurezza del paziente durante l'anestesia, ma sono la vigilanza e la competenza dell'anestesista a costituire il cuore di un'assistenza sicura ed efficace.

Capitolo 3

IL
PRE-OPERATORIO

Valutazione pre-anestetica del paziente

• Storia del caso

L'anamnesi è una parte fondamentale della medicina. È il processo con cui l'operatore sanitario raccoglie informazioni sul paziente, ponendo domande sulla sua storia medica, sui sintomi attuali, sullo stile di vita, sulle abitudini e su altri aspetti rilevanti della sua salute. Nel contesto dell'anestesia, un'anamnesi accurata è essenziale per anticipare e prevenire potenziali complicazioni.

Informazioni demografiche:

Nome, età, sesso, peso, altezza e dati di contatto. Queste informazioni di base possono influenzare le decisioni sull'anestesia.

Anamnesi medica:

Malattie croniche (diabete, ipertensione, asma, malattie cardiache, renali o epatiche, ecc.)

Anamnesi chirurgica, in particolare esperienza precedente con l'anestesia.

Storia di allergie, comprese le reazioni ai farmaci.

I farmaci attualmente assunti, comprese le dosi, i farmaci da banco e gli integratori alimentari.

Storia dell'anestesia:

Precedenti complicazioni legate all'anestesia, come ipertermia maligna, reazioni allergiche o altri effetti avversi.

Esperienza familiare di anestesia, poiché alcune complicazioni possono avere una predisposizione genetica.

Abitudini e stile di vita:

Consumo di alcol, tabacco o droghe.

Attività fisica e livello di fitness.

Alimentazione e dieta.

Sintomi attuali:

Nel contesto dell'intervento chirurgico, è importante capire i sintomi attuali del paziente, il motivo dell'operazione e la durata dei sintomi.

Esame clinico:

Valutazione delle condizioni generali, auscultazione cardiaca e polmonare, esame della cavità orale per valutare la facilità di intubazione.

Storia sociale e familiare:

Storia familiare di malattie o complicazioni mediche, contesto di vita del paziente (supporto familiare, ambiente professionale, ecc.).

Domande specifiche sull'anestesia:

Ultimo pasto consumato (per valutare il rischio di aspirazione).

Problemi dentali (rischio durante l'intubazione).

Storia di apnea notturna o altri disturbi del sonno.

Preoccupazioni e domande dei pazienti:

È fondamentale affrontare qualsiasi dubbio o domanda che il paziente possa avere sull'anestesia o sulla procedura stessa.

L'anamnesi è una fase cruciale per stabilire un rapporto di fiducia tra il paziente e l'anestesista. È anche un momento chiave per raccogliere informazioni vitali che guideranno le decisioni cliniche. In anestesia, un'anamnesi accurata può fare la differenza tra un'operazione di successo e complicazioni potenzialmente gravi.

• Esame clinico

L'esame clinico è una fase essenziale del processo diagnostico, generalmente successiva alla raccolta dell'anamnesi. È durante questo esame che l'operatore sanitario valuta il paziente in modo metodico e sistematico,

31

utilizzando tutti i sensi, spesso con l'aiuto di strumenti specifici, per identificare i segni oggettivi di una patologia o condizione. Per un infermiere anestesista o un anestesista, questo esame è fondamentale per valutare le condizioni del paziente prima di un'operazione e anticipare eventuali sfide o complicazioni.

Recensione generale:
Aspetto generale: postura, stato nutrizionale, livello di coscienza.
Segni vitali: temperatura, polso, pressione sanguigna, frequenza respiratoria e saturazione di ossigeno.

Esame della testa e del collo:
Occhi: pupille, congiuntive.
Orecchie: valutazione esterna, otoscopia se necessario.
Bocca: valutazione dell'igiene dentale, mobilità dentale (rischio durante l'intubazione), apertura della bocca, lingua e palato. Visualizzazione dell'orofaringe per anticipare la difficoltà di intubazione.
Collo: mobilità, presenza di masse, palpazione della trachea, valutazione dei punti di riferimento per una possibile cricotirotomia.

Esame cardiovascolare:
L'auscultazione del cuore per rilevare soffi, ritmi irregolari o altre anomalie.
Palpazione delle pulsazioni periferiche.

Esame del polmone:
Ispezione: simmetria, uso di muscoli accessori.
Palpazione: cercare le crepitazioni.
Percussione: valutazione delle aree di ipo- o iper-risonanza.
Auscultazione: ascolto dei suoni respiratori, alla ricerca di rantoli, sibilanti o altre anomalie.

Esame addominale:

    Ispezione: forma, movimenti con la respirazione.

    Auscultazione: suoni intestinali.

    Palpazione: dolore, masse, organi ingrossati.

    Percussione: valutazione delle dimensioni del fegato e della milza e presenza di liquido.

Esame neurologico:

    Valutazione della consapevolezza, dell'orientamento e della memoria.

    Test dei riflessi, della forza, della sensazione e della coordinazione.

    Valutazione dei nervi cranici.

Esame muscoloscheletrico:

    Valutazione della mobilità e della forza, alla ricerca di deformità o artrite.

Esame della pelle:

    Verificare la presenza di eruzioni cutanee, lividi, piaghe o altre lesioni. Valutare l'idratazione.

Esame specifico per l'anestesia:

    Valutazione della colonna vertebrale per un'eventuale anestesia spinale o epidurale.

    Valutazione delle vene per un potenziale percorso di accesso endovenoso.

L'esame clinico, a complemento dell'anamnesi, fornisce un quadro completo delle condizioni del paziente. Per l'anestesista, consente di prevedere le difficoltà, di adattare il piano anestetico e di garantire la sicurezza e il benessere del paziente prima, durante e dopo l'intervento.

• Ulteriori indagini

Dopo l'anamnesi e l'esame clinico, ulteriori indagini giocano un ruolo chiave nella preparazione del paziente a un'operazione che richiede l'anestesia. Queste indagini forniscono dati oggettivi sullo stato di salute del paziente, consentendo una valutazione più approfondita dei rischi e una pianificazione ottimale dell'anestesia.

Analisi del sangue:

Emocromo (CBC): per valutare anemia, infezioni o altri disturbi ematologici.

Test epatici e renali: forniscono un'indicazione del funzionamento del fegato e dei reni, che sono essenziali per metabolizzare ed eliminare i farmaci anestetici.

Tempo di protrombina (PT) e tempo di tromboplastina parziale attivata (APTT): Per valutare la coagulazione.

Glicemia: in particolare nei pazienti diabetici.

Elettroliti: Sodio, potassio, cloro, bicarbonato, per valutare gli squilibri che potrebbero influenzare la risposta all'anestesia.

Elettrocardiogramma (ECG):

Indispensabile per i pazienti con una storia di cardiopatia o con determinati fattori di rischio. L'ECG può rivelare aritmie, ischemia o altre anomalie cardiache.

Radiografia del torace:

Può essere richiesto in caso di sintomi respiratori, fumo o per operazioni importanti.

Spirometria:

Una valutazione della funzionalità polmonare, in particolare nei pazienti con una storia di malattia polmonare come l'asma o la BPCO.

Ecocardiografia:

Per i pazienti con soffi cardiaci, insufficienza cardiaca o altre patologie cardiache, per valutare la funzione e la struttura del cuore.

Test allergici:

Se il paziente ha un'anamnesi di allergie, si possono effettuare test specifici per identificare gli agenti precisi a cui il paziente è allergico.

Altre immagini:

A seconda della natura della procedura e dell'anamnesi del paziente, possono essere necessarie altre forme di imaging come TAC, risonanza magnetica o angiografia.

Consulenze specialistiche:

A seconda delle co-morbilità del paziente, possono essere necessarie consultazioni con altri specialisti (cardiologo, pneumologo, nefrologo, ecc.) per valutare e ottimizzare le condizioni del paziente prima dell'intervento.

Le indagini aggiuntive non vengono richieste sistematicamente per ogni paziente, ma vengono decise in base alle esigenze specifiche del paziente e alla natura dell'intervento. L'obiettivo principale è quello di garantire la sicurezza del paziente, riducendo al minimo i rischi associati all'anestesia e all'intervento stesso.

Preparazione mentale e lo stato emotivo del paziente

La preparazione all'intervento chirurgico non si limita alla valutazione fisica e agli esami. L'aspetto mentale ed emotivo è altrettanto cruciale. I pazienti che devono affrontare un intervento chirurgico possono provare una serie di emozioni, tra cui ansia, paura o persino depressione. Affrontare e gestire questi aspetti emotivi può influenzare notevolmente l'esperienza del paziente e, in alcuni casi, anche i suoi risultati post-operatori.

Valutazione dell'ansia:

Riconoscere i segnali dell'ansia, come nervosismo, problemi di sonno o sintomi fisici come le palpitazioni.

Utilizzare strumenti di valutazione standardizzati, come l'Amsterdam Preoperative Anxiety Questionnaire, per quantificare l'ansia.

Comunicazione efficace:

Fornire informazioni chiare e comprensibili sulla procedura, l'anestesia, i rischi e il processo di recupero.

Lasciare al paziente il tempo di fare domande e garantire risposte esaurienti.

Tecniche di rilassamento:

Incoraggi la respirazione profonda, la visualizzazione o la meditazione per ridurre l'ansia.

In alcuni casi, può essere offerta una formazione pre-operatoria su queste tecniche.

Supporto psicoterapeutico:

Per i pazienti particolarmente ansiosi, consideri la possibilità di consultare uno psicologo o uno psicoterapeuta.

Interventi come la terapia cognitivo-comportamentale possono essere utili.

Coinvolgimento di familiari e amici:

Coinvolgere la famiglia o gli amici più stretti del paziente nel processo di preparazione può fornire un ulteriore supporto emotivo.

Prepararsi al dolore post-operatorio:

Informare il paziente sul possibile dolore post-operatorio e sulle strategie per gestirlo.

Rassicurazioni sulla gestione efficace del dolore.

Supporto farmacologico:

Per alcuni pazienti, prima dell'intervento possono essere prescritti farmaci come gli ansiolitici.

Workshop e gruppi di supporto:

Alcuni ospedali offrono seminari o gruppi di sostegno per i pazienti che si sottopongono a un intervento chirurgico, consentendo loro di condividere le proprie preoccupazioni e di imparare dalle esperienze degli altri.

La preparazione mentale ed emotiva è essenziale per garantire che il paziente affronti l'intervento nelle migliori condizioni possibili. Tale preparazione può non solo migliorare l'esperienza del paziente, ma anche influenzare positivamente il suo recupero e i risultati post-operatori.

Anticipare le sfide cliniche

Nel campo dell'anestesia, gli infermieri anestesisti devono affrontare un'ampia gamma di sfide cliniche, che devono anticipare e gestire con competenza. Queste sfide possono variare a seconda del tipo di intervento, dello stato di salute del paziente e di molti altri fattori. Anticiparle può aiutare a minimizzare i rischi e a garantire la sicurezza del paziente.

Anatomia difficile:
Identificare in anticipo   i pazienti con vie aeree difficili o anatomia vascolare complessa, per facilitare l'intubazione e la cateterizzazione.
Utilizzare strumenti come la classificazione Mallampati per valutare il rischio di intubazione difficile.
Comorbilità:
Riconoscere i pazienti con co-morbilità significative (malattie cardiache, polmonari, renali, ecc.) che potrebbero influenzare la loro risposta all'anestesia o aumentare il rischio di complicazioni.
Reazioni allergiche:
Conoscere l'anamnesi allergica del paziente, in modo da evitare farmaci o prodotti che potrebbero causare una reazione.

Gestione del dolore:

Anticipare le esigenze analgesiche del paziente, in particolare per le procedure note per causare un dolore post-operatorio significativo.

Potenziali complicazioni:

Siate pronti ad affrontare complicazioni come aspirazione, ipossia, ipotensione o altri eventi avversi.

Attrezzatura e tecnologia:

Assicurarsi che le attrezzature necessarie siano disponibili e funzionino correttamente, e prepararsi a eventuali malfunzionamenti.

Interazioni farmacologiche:

Essere consapevoli dei farmaci che il paziente assume regolarmente e prevedere ogni possibile interazione con i farmaci anestetici.

Gestione dei pazienti pediatrici e anziani:

I bambini e gli anziani presentano sfide uniche quando si tratta di anestesia. La formazione e la preparazione specifiche sono essenziali per queste popolazioni.

Cambiamenti fisiologici durante l'intervento chirurgico:

Prevedere le possibili fluttuazioni della temperatura corporea, dei livelli di liquidi e del bilancio elettrolitico durante l'operazione.

Comunicazione:

Assicurare una comunicazione chiara con l'équipe chirurgica, il paziente e la famiglia per anticipare e risolvere rapidamente i problemi.

Anticipare le sfide cliniche richiede una combinazione di formazione, esperienza e vigilanza. Preparandosi in anticipo, gli infermieri anestesisti possono garantire che il paziente riceva la migliore assistenza possibile, riducendo al minimo i rischi associati all'anestesia e all'intervento chirurgico.

Capitolo 4

IN SALA OPERATORIA

Tecniche di induzione
e mantenimento dell'anestesia

L'induzione anestetica è il processo con cui il paziente passa dallo stato cosciente a quello anestetizzato, mentre il mantenimento si riferisce al periodo in cui il paziente rimane sotto anestesia. Le tecniche di induzione e mantenimento sono fondamentali per garantire un intervento chirurgico sicuro e indolore.

Induzione per via endovenosa:

Agenti utilizzati: Propofol, tiopentale, etomidato, ketamina.

Utilizzati per la loro azione rapida, vengono somministrati per via endovenosa, causando una rapida perdita di coscienza.

Induzione per inalazione:

Agenti utilizzati: sevoflurano, desflurano, isoflurano.

Spesso viene utilizzato nei bambini o quando l'accesso endovenoso è difficile. Il paziente respira il gas anestetico attraverso una maschera.

Gli oppiacei:

Agenti utilizzati: fentanil, remifentanil, morfina, sufentanil.

Aiuta a gestire il dolore e può essere utilizzato durante l'induzione e il mantenimento per potenziare l'effetto anestetico.

Agenti bloccanti neuromuscolari:

Agenti utilizzati: Rocuronio, succinilcolina, atracurio.

Utilizzato per facilitare l'intubazione e indurre il rilassamento muscolare durante l'intervento chirurgico.

Mantenimento dell'anestesia:

Può essere eseguita utilizzando agenti endovenosi come il propofol in infusione continua o agenti inalatori come il sevoflurano o il desflurano.

Tecniche di anestesia equilibrate:

Combinare diversi agenti, come oppiacei, agenti endovenosi e agenti inalatori, per ottimizzare l'anestesia riducendo al minimo gli effetti collaterali.

Monitoraggio:

Essenziale durante l'induzione e il mantenimento per monitorare la profondità dell'anestesia, la funzione cardiovascolare, la funzione polmonare e altri parametri critici.

Ventilazione:

Una volta che il paziente è sotto anestesia, la ventilazione viene generalmente fornita da un respiratore, a seconda delle esigenze del paziente e dell'intervento.

Tecniche regionali:

Può essere utilizzata come complemento all'anestesia generale o come tecnica principale. Esempi: blocchi nervosi, epidurale, anestesia spinale.

Si svegli:

Dopo l'intervento, gli agenti anestetici vengono interrotti o invertiti e il paziente viene monitorato attentamente fino a quando non recupera la coscienza e un'adeguata funzione respiratoria.

Le tecniche di induzione e mantenimento dell'anestesia richiedono competenza e una conoscenza approfondita della farmacologia, della fisiologia e delle apparecchiature anestetiche. L'obiettivo principale è quello di garantire che il paziente rimanga a suo agio, senza dolore e al sicuro durante l'intera procedura chirurgica.

Gestione delle vie aeree

La gestione delle vie aeree è una delle competenze più fondamentali e critiche per un'infermiera anestesista. Un'adeguata padronanza di questa abilità è essenziale per garantire un'adeguata ventilazione e ossigenazione del paziente durante l'anestesia. Affrontiamo questo argomento in modo fluido, dettagliando gli elementi chiave:

Valutazione delle vie aeree:
L'importanza di questa fase non può essere sottovalutata. Comprende un esame fisico (come la classificazione di Mallampati, la distanza tireologica, la mobilità del collo), l'anamnesi del paziente e, se necessario, gli esami di imaging.

Posizionamento:
La posizione della testa e del collo può influenzare notevolmente la facilità di intubazione. La cosiddetta posizione "a profumo di rosa" - allineamento delle orecchie con lo sterno utilizzando dei cuscini - è spesso utilizzata.

Ossigenazione Pre-ossigenazione:
Prima di qualsiasi tentativo di intubazione, è consigliabile pre-ossigenare il paziente per aumentare le riserve di ossigeno, il che garantisce un ritardo maggiore in caso di difficoltà di intubazione.

Tecniche di intubazione:
L'intubazione orotracheale è la più comune, ma l'intubazione nasotracheale può essere necessaria per alcuni interventi chirurgici. L'uso di video-laringoscopi può facilitare la visualizzazione delle vie aeree.

Ventilazione della maschera:

In alcune situazioni, può essere necessario ventilare il paziente con una maschera facciale prima dell'intubazione, o se l'intubazione è ritardata o impossibile.

Dispositivi sovraglottici:

Questi dispositivi, come la maschera laringea, possono essere utilizzati come alternativa all'intubazione tracheale o come strumento di soccorso quando l'intubazione è difficile.

Percorsi aerei difficili:

Se l'intubazione fallisce, è fondamentale avere un piano chiaro e dispositivi specifici (come i laringoscopi a fibre ottiche). Una formazione regolare su manichini e workshop può aiutare a prepararsi a queste situazioni.

Estubazione:

La rimozione sicura del tubo di intubazione al termine dell'intervento chirurgico è fondamentale quanto il suo inserimento. Dobbiamo assicurarci che il paziente sia completamente sveglio, abbia riflessi intatti e possa proteggere le sue vie aeree.

Complicazioni:

È essenziale essere consapevoli e preparati alle potenziali complicazioni, come l'aspirazione, il trauma delle vie aeree o il broncospasmo.

Formazione continua:

Con l'avvento di nuove tecnologie e tecniche, la formazione continua e le simulazioni di scenari di emergenza sono essenziali.

La gestione delle vie aeree è una danza delicata tra scienza e arte, che richiede una perfetta sincronizzazione di abilità, know-how e presenza mentale. Nelle mani di un'infermiera anestesista esperta, questa danza garantisce un intervento sicuro ed efficace.

Il monitoraggio avanzato e la sua importanza

Il monitoraggio avanzato in sala operatoria e in sala di rianimazione trascende i metodi standard, offrendo una valutazione più approfondita della fisiologia del paziente. In un contesto medico in cui ogni secondo è importante, questi strumenti avanzati forniscono ai medici una finestra preziosa sulle condizioni dei loro pazienti, consentendo loro di anticipare e rispondere rapidamente ai cambiamenti dinamici che possono verificarsi.

Monitoraggio emodinamico:

Ecocardiografia transesofagea (TEE): Fornisce immagini in tempo reale del cuore, consentendo di valutare la funzione cardiaca, i volumi ventricolari e di rilevare eventuali patologie valvolari o pericardiche.

Cardiometria a impedenza: utilizza correnti elettriche per stimare la gittata cardiaca, il precarico e altri parametri emodinamici.

Analisi della variabilità della pressione arteriosa: una misura indiretta del precarico, della reattività vascolare e della reattività baroreflessa.

Monitoraggio neurologico:

Indice Bispettrale (BIS): uno strumento per valutare la profondità dell'anestesia analizzando le onde cerebrali, al fine di evitare un'anestesia troppo profonda o troppo leggera.

Spettroscopia nel vicino infrarosso (NIRS): misura la saturazione di ossigeno nel cervello, utile per monitorare la perfusione cerebrale durante le principali procedure cardiovascolari o neurochirurgiche.

Monitoraggio della perfusione tissutale:

Monitoraggio del lattato: un indicatore indiretto della perfusione tissutale, con livelli elevati che suggeriscono ipoperfusione o ischemia.

Capnografia: misurazione della CO_2 espirata, fondamentale per monitorare la ventilazione, ma anche la perfusione tissutale in determinate circostanze.

Monitoraggio della funzione respiratoria:

Tomografia a impedenza elettrica: una tecnica non invasiva per visualizzare la distribuzione del volume polmonare in tempo reale. Può aiutare a ottimizzare la strategia di ventilazione nei pazienti con danni polmonari.

Importanza del monitoraggio avanzato:

Anticipazione: consente ai medici di anticipare le complicazioni prima che diventino critiche.

Assistenza personalizzata: promuove un'assistenza personalizzata, adattando gli interventi alle esigenze specifiche del paziente.

Ottimizzazione dei risultati: riduce la morbilità e la mortalità consentendo interventi più rapidi e accurati.

Ricerca e istruzione: fornisce una base per la ricerca clinica e l'istruzione, offrendo opportunità di apprendimento in tempo reale.

Nel complesso mondo dell'anestesia e dell'assistenza perioperatoria, il monitoraggio avanzato è un'ancora di salvezza, un'interfaccia tra il medico e i sistemi fisiologici essenziali del paziente. Proprio come un navigatore utilizza strumenti per navigare in sicurezza in acque sconosciute, l'infermiera anestesista si affida a questi strumenti per guidare in sicurezza il paziente attraverso le sfide della chirurgia e dell'anestesia.

Gestione Complicazioni intraoperatorie

Le complicazioni intraoperatorie sono tra le sfide più temute in anestesiologia. La velocità e l'accuratezza della risposta possono fare la differenza tra un evento transitorio senza conseguenze e un esito catastrofico. Comprendere e padroneggiare la gestione di queste complicanze è essenziale per l'infermiera anestesista.

Ipossiemia e ipoventilazione:
  Possibili cause: ostruzione o spostamento del tubo endotracheale, broncospasmo, pneumotorace, aspirazione.
  Interventi: Assicurare un'ossigenazione adeguata, controllare la posizione del tubo, somministrare broncodilatatori, considerare l'aspirazione endotracheale o il drenaggio toracico se si sospetta uno pneumotorace.
Ipotensione:
  Possibili cause: emorragia, reazione anafilattica, reazione cardiogena, sepsi, depressione anestetica.
  Interventi: Somministrazione di fluidi, vasopressori, antistaminici, corticosteroidi, supporto inotropico e identificazione e correzione della causa sottostante.
Ipertensione:
  Possibili cause: ipercarbia, retrazione chirurgica, ipertrofia vescicale, ipertermia, sindrome da risposta infiammatoria sistemica.
  Interventi : Antipertensivi, ulteriore anestesia, gestione della temperatura e trattamento della causa sottostante.
Disritmie cardiache:
  Possibili cause: ischemia, squilibrio elettrolitico, ipossia, ipercarbia.

Interventi: Antiaritmici, ossigenazione, correzione degli squilibri elettrolitici, cardioversione se necessario.

Aumento della CO_2 a fine espirazione:

Possibili cause: ipoventilazione, embolia polmonare, circuito anestetico difettoso.

Interventi: Controllare la ventilazione, valutare il circuito anestetico, considerare l'ecografia cardiaca per l'embolia.

Ipotermia:

Possibili cause: trasfusione di sangue, perdita di calore in sala operatoria, reazione ai farmaci.

Interventi: coperte riscaldate, liquidi riscaldati, limitazione dell'esposizione cutanea.

Risveglio durante l'anestesia:

Possibili cause: dosaggio inadeguato degli agenti anestetici, malfunzionamento delle apparecchiature.

Interventi: Somministrare ulteriori agenti anestetici, rassicurare il paziente dopo l'intervento.

Complicazioni meccaniche:

Possibili cause: ustioni da piastre elettriche del bisturi, esplosioni da miscele di gas infiammabili, lesioni legate alla posizione.

Interventi: Controllare regolarmente l'attrezzatura e la posizione del paziente, seguendo i rigidi protocolli di sicurezza.

La chiave per gestire le complicanze intraoperatorie sta nella prevenzione, nella diagnosi precoce e nell'intervento rapido. L'infermiera anestesista deve lavorare a stretto contatto con il chirurgo e l'équipe chirurgica, anticipando i potenziali problemi ed essendo ben preparata con le conoscenze e le competenze per affrontarli. In questo ambiente dinamico, la comunicazione chiara e il coordinamento del team sono essenziali per garantire la sicurezza del paziente.

Capitolo 5

DOPO L'OPERAZIONE

Monitoraggio post-anestetico

Il periodo immediatamente successivo all'anestesia, spesso definito fase di recupero, è critico. Durante questo periodo, il paziente è in transizione tra lo stato di anestesia profonda e il ritorno alla normalità basale. Il monitoraggio post-anestetico è essenziale per garantire la sicurezza e il comfort del paziente.

Sito di sorveglianza:

Sala di recupero o Unità di cura post-anestetica (PACU): è il luogo in cui la maggior parte dei pazienti viene portata dopo l'intervento chirurgico per essere monitorata da vicino da personale specializzato.

Funzioni vitali:

Frequenza e ritmo cardiaco: qualsiasi cambiamento deve essere annotato e valutato.

Pressione sanguigna: le variazioni possono indicare problemi come emorragie o reazioni ai farmaci.

Saturazione dell'ossigeno: cruciale per rilevare qualsiasi ipossia residua.

Frequenza respiratoria: per garantire che il paziente respiri adeguatamente dopo l'anestesia.

Condizione neurologica:

Livello di coscienza: il paziente sta tornando allo stato basale? Ci sono segni di risveglio durante l'anestesia o di eccessiva sonnolenza?

Orientamento: è in grado di rispondere alle domande di base sul luogo, sulla data e sulla sua identità?

Movimento delle estremità: si assicuri che non vi siano deficit neurologici post-operatori.

Gestione del dolore:

Valutare regolarmente il dolore del paziente utilizzando scale standardizzate e somministrare gli analgesici necessari.

Gestione della nausea e del vomito post-operatori (PONV):

Identificare i pazienti a rischio, somministrare antiemetici profilattici o terapeutici, se necessario.

Gestione termica:

Monitorare la temperatura corporea. Utilizzi coperte calde o altri mezzi per riscaldare i pazienti ipotermici.

Ispezione dei siti chirurgici:

Si accerti che non vi siano emorragie, lividi o altri segni anomali.

Valutazione della funzione urinaria e gastrointestinale:

Monitorare l'emissione di urina e la presenza di gas o feci, se rilevanti per la procedura.

Valutazione della funzione respiratoria:

Si assicuri che il paziente possa tossire e respirare profondamente. Osservare la presenza di congestione o di altri segni di complicazioni respiratorie.

Documentazione:

Registra tutti i farmaci somministrati, i segni vitali, le valutazioni e gli interventi nella cartella clinica del paziente.

Criteri di uscita:

Utilizzare criteri standardizzati, come il punteggio di Aldrete, per determinare quando un paziente è pronto a lasciare la PACU.

Il monitoraggio post-anestetico è una fase cruciale del processo perioperatorio, durante la quale possono insorgere rapidamente delle complicazioni. Un'osservazione rigorosa, un intervento rapido e una comunicazione efficace sono essenziali per garantire la sicurezza e il benessere del paziente durante questo periodo di transizione.

Gestione del dolore post-operatorio

Il dolore post-operatorio è una delle principali preoccupazioni dei pazienti dopo un intervento chirurgico. Un'adeguata gestione del dolore non solo è umana, ma facilita anche il recupero, riduce le complicanze e migliora la soddisfazione del paziente. Ecco una descrizione fluida della gestione del dolore post-operatorio.

Dopo un intervento chirurgico, il dolore è una reazione corporea naturale, ma questo non significa che debba essere sopportato in silenzio. La gestione efficace del dolore post-operatorio è una sinfonia in cui diversi attori - medici, anestesisti, infermieri e persino il paziente - svolgono un ruolo essenziale.

Valutazione del dolore:
Prima di poter trattare il dolore, è essenziale misurarlo. L'uso di scale del dolore, come la scala analogica visiva (VAS) o la scala numerica, offre un metodo standardizzato per valutare l'intensità del dolore. Questa valutazione deve essere regolare e coerente, tenendo conto sia dell'intensità che della natura del dolore.

Approccio multimodale:
L'idea alla base della gestione multimodale è quella di utilizzare diversi tipi di farmaci e tecniche per ridurre il dolore, riducendo così la dose di ciascun agente e, di conseguenza, minimizzando gli effetti collaterali.

Analgesici:
   Analgesici non oppioidi: il paracetamolo e i farmaci antinfiammatori non steroidei (FANS), come

l'ibuprofene, possono essere utilizzati per trattare il dolore da lieve a moderato.

Oppiacei: farmaci come la morfina, il fentanil o l'ossicodone sono potenti ed efficaci, ma devono essere usati con cautela a causa dei loro potenziali effetti collaterali.

Anestetici locali: somministrati direttamente nel sito chirurgico o attraverso tecniche regionali come i blocchi nervosi, possono offrire un sollievo efficace senza gli effetti sistemici degli oppiacei.

Tecniche complementari:
Metodi come la crioterapia, la stimolazione elettrica transcutanea dei nervi (TENS) o anche alcune terapie complementari, come l'agopuntura, possono essere efficaci.

Strategie non farmacologiche:
Le tecniche di rilassamento, la distrazione, la musicoterapia o le terapie cognitivo-comportamentali possono svolgere un ruolo complementare nella gestione del dolore.

Educazione del paziente:
Un paziente informato è un partner nel trattamento. È fondamentale spiegare le opzioni disponibili, le aspettative di dolore e i potenziali effetti collaterali. L'obiettivo non è sempre l'assenza totale di dolore, ma un dolore gestibile che consenta il recupero funzionale.

Monitoraggio degli effetti collaterali:
Il dolore e il suo trattamento possono avere delle conseguenze. Costipazione, nausea, prurito o depressione respiratoria sono possibili effetti collaterali, soprattutto con gli oppioidi. Il loro riconoscimento e la loro gestione precoce sono fondamentali quanto il trattamento del dolore stesso.

La gestione del dolore postoperatorio è un delicato equilibrio tra un efficace sollievo dal dolore e la minimizzazione degli effetti collaterali. È una danza delicata che ogni professionista sanitario deve imparare a perfezionare, tenendo sempre il benessere del paziente al centro di ogni decisione.

Complicazioni post-anestetiche comuni e loro gestione

Le complicanze post-anestetiche possono variare da paziente a paziente, a seconda dello stato di salute, del tipo di intervento e dell'anestetico utilizzato. Anche se la maggior parte delle anestesie non presenta problemi, è fondamentale che gli operatori sanitari siano preparati a riconoscere e gestire le potenziali complicazioni. Ecco un'esplorazione di queste complicazioni e delle strategie per affrontarle.

1. Nausea e vomito postoperatori (PONV):
    Descrizione: il PONV può verificarsi fino al 30% dei pazienti, soprattutto dopo alcuni tipi di interventi chirurgici, come quelli all'orecchio, al naso o alla gola.
    Gestione: somministrazione di antiemetici come ondansetron, metoclopramide o desametasone. Si raccomanda anche una prevenzione proattiva per i pazienti ad alto rischio.
2. Ipossiemia (basso livello di ossigeno nel sangue):
    Presentazione: Cianosi, confusione e bassa saturazione di ossigeno sono segni comuni.
    Gestione: somministrare ossigeno, valutare le vie aeree e cercare le cause sottostanti, come l'atelettasia o l'edema polmonare.
3. Depressione respiratoria:
    Presentazione: bassa frequenza respiratoria, difficoltà a svegliarsi, saturazione di ossigeno ridotta.

Gestione: stimolazione del paziente, controllo delle vie aeree, somministrazione di ossigeno. Nei casi più gravi, può essere utilizzato il naloxone per invertire gli effetti degli oppioidi.

4. Dolore incontrollato:

Presentazione: forte dolore, nonostante i farmaci analgesici standard.

Gestione: rivalutazione del dolore, adeguamento dei farmaci analgesici, utilizzo di approcci multimodali.

5. Ipotermia o ipertermia:

Presentazione: temperatura corporea anormalmente bassa o alta dopo un intervento chirurgico.

Gestione: per l'ipotermia, riscaldare il paziente con coperte riscaldanti. Per l'ipertermia, cercare le cause, come la sindrome neurolettica maligna o l'ipertermia maligna, e trattare di conseguenza.

6. Bradicardia o tachicardia:

Presentazione: frequenza cardiaca anormalmente bassa o alta.

Gestione: identificazione e trattamento della causa sottostante. Atropina per la bradicardia o agenti antiaritmici per la tachicardia, come appropriato.

7. Reazioni allergiche:

Presentazione: eruzioni cutanee, prurito, gonfiore, difficoltà respiratorie.

Gestione: interrompere il farmaco sospetto, somministrare antistaminici, terapia corticosteroidea o adrenalina, a seconda della gravità.

8. Ritenzione urinaria:

Presentazione: incapacità di urinare dopo l'intervento chirurgico, disturbi addominali.

Gestione: valutazione del residuo postmestruale, cateterismo se necessario.

9. Confusione o delirio postoperatorio:

Presentazione: disorientamento, agitazione, allucinazioni.

Gestione: garantire la sicurezza del paziente, rivalutare i farmaci, l'idratazione e talvolta la somministrazione di antipsicotici.

La chiave per gestire le complicanze post-anestetiche è il monitoraggio attento, il riconoscimento precoce dei problemi e l'intervento tempestivo. Ogni complicazione ha le sue sfumature, ma con la giusta formazione e un team ben coordinato, la maggior parte può essere gestita in modo efficace per garantire la sicurezza e il comfort del paziente.

Capitolo 6

TECNICHE SPECIALI IN ANESTESIA

Anestesia pediatrica : sfide e particolarità

L'anestesia pediatrica è una specialità delicata che richiede non solo una conoscenza approfondita delle particolarità fisiologiche dei bambini, ma anche una sensibilità alle loro esigenze psicologiche ed emotive. Somministrare l'anestesia a un bambino non è semplicemente una questione di 'miniaturizzazione' della pratica degli adulti. Ecco un'esplorazione fluida delle sfide e delle particolarità che caratterizzano l'anestesia pediatrica.

La prima cosa che si nota di un bambino è la sua piccola dimensione, ma questa piccolezza nasconde un'immensa complessità. I sistemi fisiologici dei bambini sono in continua evoluzione, il che rende la pediatria unica e stimolante.

1. Sfide fisiologiche:

Sistema respiratorio: le vie aeree dei bambini sono proporzionalmente più strette, rendendo più delicata l'intubazione e la ventilazione meccanica. Inoltre, i bambini hanno un consumo di ossigeno più elevato, il che li rende più suscettibili all'ipossia.

Sistema cardiovascolare: i bambini hanno una capacità cardiaca più limitata di compensare la perdita di sangue, rendendo fondamentale un attento monitoraggio durante l'intervento.

Metabolismo dei farmaci: il modo in cui i bambini metabolizzano i farmaci è diverso da quello degli adulti. Spesso le dosi devono essere regolate in base al peso o alla superficie corporea, anziché essere semplicemente ridotte in proporzione.

2. Sfide psicologiche:

Ansia pre-operatoria: la paura dell'ignoto è comune nei bambini. È fondamentale rassicurarli, a volte con l'aiuto di farmaci pre-anestetici, ma anche utilizzando tecniche non farmacologiche come il gioco o la distrazione.

Separazione dai genitori: questa separazione può essere traumatica. Molti istituti permettono ai genitori di accompagnare il bambino in sala operatoria per ridurre l'ansia.

3. Caratteristiche tecniche:

Tratto respiratorio: l'attrezzatura per proteggere le vie aeree pediatriche deve essere specifica per le dimensioni del bambino, dai neonati prematuri agli adolescenti.

Accesso vascolare: le vene dei bambini sono più piccole e l'inserimento del catetere è più delicato.

4. Patologie specifiche:

Molte condizioni, come alcune malattie o malformazioni cardiache congenite, sono specifiche della popolazione pediatrica. Una conoscenza approfondita di queste condizioni è essenziale per l'anestesista pediatrico.

5. Comunicazione:

Comunicare con un bambino richiede un approccio diverso rispetto a quello di un adulto. Gli anestesisti pediatrici devono essere in grado di spiegare le procedure in modo comprensibile e rassicurante per il bambino.

L'anestesia pediatrica è un delicato equilibrio tra scienza e arte. Ogni bambino è unico, con le proprie esigenze e sfide. Ma con la giusta formazione, un approccio paziente e una profonda comprensione delle particolarità della pediatria, l'anestesista pediatrico è in grado di fornire un'assistenza ottimale a questa popolazione particolarmente vulnerabile.

Anestesia per la chirurgia ostetrica

La chirurgia ostetrica, in particolare il taglio cesareo, è una delle procedure chirurgiche più comuni al mondo. La gestione anestetica di questi interventi è unica a causa dei cambiamenti fisiologici associati alla gravidanza, alla presenza di due pazienti (madre e feto) e alle particolari sfide associate all'urgenza di alcune situazioni. Ecco un'esplorazione fluida dell'anestesia in ostetricia.

La sala operatoria ostetrica è un luogo dove ogni secondo conta. È un luogo dove spesso inizia la vita, ma è anche un luogo dove la vita può essere rapidamente messa a rischio senza un'assistenza adeguata.

1. Cambiamenti fisiologici durante la gravidanza:

Sistema respiratorio: a causa dell'aumento del volume uterino, il diaframma viene spinto verso l'alto, riducendo la capacità funzionale residua. Questo rende le donne incinte più vulnerabili all'ipossia.

Sistema cardiovascolare: il volume del sangue aumenta durante la gravidanza, modificando la risposta emodinamica della madre.

Gastrointestinale: l'aumento dei livelli di progesterone rallenta lo svuotamento gastrico, aumentando il rischio di aspirazione.

2. Tipi di anestesia per la chirurgia ostetrica:

Peridurale: questa anestesia regionale è comunemente utilizzata per i parti vaginali e cesarei. Ha il vantaggio di preservare la coscienza della madre e di fornire un'analgesia efficace.

Anestesia spinale: una tecnica rapida ed efficace, spesso utilizzata per il parto cesareo. Consiste nell'iniettare un anestetico locale nel liquido cerebrospinale.

Anestesia generale: sebbene sia meno comune per i parti cesarei programmati, può essere necessaria in caso di emergenza o se l'anestesia regionale non è possibile.

3. Gestione delle vie aeree:
L'intubazione può essere più difficile nelle donne in gravidanza a causa dei cambiamenti anatomici e fisiologici. Una preparazione accurata è essenziale per ridurre al minimo i rischi.

4. Monitoraggio fetale:
Oltre a monitorare la madre, è fondamentale monitorare il benessere del feto. La frequenza cardiaca fetale è un indicatore prezioso dello stato del feto durante l'intervento.

5. Potenziali complicazioni:
Sindrome di Mendelson: si tratta di una polmonite da aspirazione dovuta all'inalazione di contenuti gastrici acidi. La prevenzione è fondamentale, utilizzando antiacidi e assicurando un'intubazione rapida ed efficace, se necessario.
Tossicità da anestetico locale: un sovradosaggio può provocare sintomi neurologici o cardiovascolari.

6. Dolore postoperatorio:
La gestione del dolore post-operatorio è essenziale per favorire il recupero e l'allattamento. Si possono utilizzare analgesici, combinati con l'anestesia regionale.

7. Anestesia d'emergenza:
In caso di sofferenza fetale acuta o di rottura dell'utero, può essere necessario un taglio cesareo d'emergenza. L'anestesista deve essere pronto ad agire rapidamente, garantendo la sicurezza della madre e del bambino.

L'anestesia ostetrica è un atto di equilibrio delicato, che richiede un'assistenza meticolosa sia per la madre che per il feto. La capacità di reagire rapidamente ai cambiamenti, garantendo al contempo la sicurezza di entrambi i pazienti, rende questa specialità unica ed essenziale.

Anestesia in situazioni di emergenza e traumatologia

Le emergenze e i traumi rappresentano una delle aree più tese e imprevedibili della medicina. L'anestesista svolge un ruolo cruciale nello stabilizzare, valutare e preparare i pazienti traumatizzati o gravemente malati per un intervento chirurgico d'emergenza. In queste circostanze, ogni decisione conta e ogni secondo può fare la differenza.

Il fischio dei monitor, il tintinnio degli strumenti, il rapido scambio di ordini tra i membri del team: una sala traumi in azione è la scena di una sinfonia orchestrata in cui l'anestesista è spesso il direttore d'orchestra.

1. Valutazione iniziale e stabilizzazione:

Triage delle ferite: identificare rapidamente i pazienti che richiedono un intervento immediato è fondamentale. I sistemi di triage, come il Trauma Score, possono aiutare.

Vie aeree: garantire una via aerea sicura è una priorità. Questo può richiedere un'intubazione di emergenza, a volte in condizioni non ideali.

Emodinamica: la stabilizzazione della pressione arteriosa e la correzione delle derive emodinamiche sono essenziali. Possono essere necessari fluidi, trasfusioni di sangue e farmaci vasopressori.

2. Valutazione della gravità del trauma:

Esame primario: identificazione rapida dei problemi vitali, spesso seguendo la sequenza ABCDE (vie aeree, respirazione, circolazione, disabilità, esposizione).

Esame secondario: una valutazione più dettagliata per identificare altre potenziali lesioni.

3. Preparazione all'anestesia:

Anticipare le difficoltà: a causa di lesioni o condizioni concomitanti, l'anestesia può presentare delle sfide, come vie aeree difficili o instabilità emodinamica.

Scelta degli agenti anestetici: nel contesto del trauma, alcuni agenti possono essere preferiti a causa dei loro profili emodinamici o effetti collaterali.

4. Gestione delle vie aeree nel trauma:

Rischi: le lesioni alla testa, al collo o al viso possono complicare l'intubazione.

Tecniche di intubazione rapida: queste tecniche mirano a fissare rapidamente le vie aeree, riducendo al minimo il rischio di aspirazione o altre complicazioni.

5. Monitoraggio nelle situazioni di emergenza:

Monitoraggio standard: comprende la pressione sanguigna, l'ECG, la saturazione di ossigeno e, in alcuni casi, la capnografia.

Monitoraggio avanzato: a seconda della situazione, può includere la misurazione invasiva della pressione sanguigna, il monitoraggio della profondità anestetica o il monitoraggio continuo dell'emoglobina.

6. Complicazioni e sfide speciali:

Lesioni al collo: il rischio di lesioni al midollo spinale deve essere preso in considerazione quando si maneggia il collo.

Shock traumatico: si tratta di una risposta complessa a una grave perdita di sangue, che può richiedere un'attenta gestione di fluidi, agenti vasoattivi e trasfusioni.

Lesioni toraciche e addominali: queste lesioni possono influenzare la scelta e la gestione dell'anestesia.

7. Post-anestesia e terapia intensiva:

Dopo l'intervento chirurgico, molti pazienti traumatizzati richiedono un monitoraggio in un'unità di terapia intensiva. L'anestesista svolge un ruolo nella transizione e nella raccomandazione della gestione post-operatoria.

L'anestesia in situazioni di emergenza e di trauma è una sfida. Richiede velocità, precisione e flessibilità. Gli anestesisti che lavorano in questo campo si trovano spesso di fronte a decisioni difficili, ma la loro esperienza è essenziale per ottimizzare i risultati per i pazienti gravemente feriti o malati.

Capitolo 7

SIMULAZIONE IN ANESTESIA

L'importanza della simulazione in formazione

Il mondo sta cambiando a rotta di collo e con esso le esigenze delle professioni moderne. Che si tratti di aeronautica, medicina o anche istruzione, la simulazione è diventata una pietra miliare della formazione. Rappresenta un ponte tra la teoria accademica e la pratica della vita reale, consentendo ai discenti di sperimentare, commettere errori e imparare in un ambiente controllato.

Immagini un giovane pilota di linea, con le mani sudate e il cuore che batte all'impazzata, che si prepara ad atterrare per la prima volta in una fitta nebbia. O un chirurgo alle prime armi che sta per eseguire un intervento delicato. Grazie alla simulazione, questi scenari stressanti possono essere sperimentati in modo sicuro prima di essere affrontati nella vita reale.

1. Apprendimento esperienziale:
Gli esseri umani imparano meglio attraverso l'esperienza. La simulazione offre l'opportunità unica di 'fare', anziché semplicemente 'ascoltare' o 'leggere'. Coinvolge attivamente il discente, migliorando la ritenzione e la comprensione.

2. Ambiente privo di rischi:
Uno dei maggiori punti di forza della simulazione è che consente agli allievi di commettere errori senza conseguenze reali. È in questi momenti di errore che spesso si trovano le lezioni più preziose.

3. Standardizzazione della formazione:
La simulazione assicura che ogni discente sia esposto agli stessi scenari o situazioni, garantendo un'esperienza formativa coerente.

4. Feedback immediato:
Con la tecnologia moderna, le simulazioni possono offrire un feedback in tempo reale, consentendo ai discenti di

regolare le loro azioni e di comprendere i loro errori sul posto.

5. Prepararsi per gli scenari rari:

In professioni come la medicina, alcuni eventi critici sono rari. La simulazione consente ai professionisti di allenarsi per questi eventi improbabili, assicurandosi di essere pronti il giorno in cui si verificano.

6. Sviluppo di competenze non tecniche:

Oltre alle competenze tecniche, la simulazione può aiutare a sviluppare le capacità comunicative, decisionali e di lavoro di squadra, che spesso sono fondamentali nelle situazioni di emergenza.

7. Valutazione e convalida delle competenze:

I simulatori moderni offrono metriche dettagliate che possono essere utilizzate per valutare la competenza e i progressi dell'allievo.

8. Miglioramento continuo:

Utilizzando la simulazione per testare nuove procedure o attrezzature, le istituzioni possono assicurarsi che siano ottimali prima di impiegarle in situazioni reali.

9. Riduzione dei costi:

Sebbene l'implementazione delle simulazioni possa richiedere un investimento iniziale, può ridurre i costi a lungo termine abbassando il tasso di errore, ottimizzando la formazione e riducendo i tempi di formazione.

10. Adattabilità:

Grazie ai progressi della tecnologia, le simulazioni possono essere adattate a una moltitudine di scenari, competenze e livelli di complessità, garantendo una formazione pertinente a tutti i livelli.

In un mondo in costante evoluzione, la simulazione è più di uno strumento: è una necessità. Prepara i professionisti ad affrontare le sfide di domani con abilità e fiducia, assicurando che quando si troveranno di fronte a situazioni reali, non lo faranno per la prima volta.

Scenari comuni
e come usarli in modo efficace

La simulazione basata su scenari è un potente metodo di formazione e valutazione. Riproduce situazioni o sfide specifiche che i professionisti potrebbero incontrare nel mondo reale. La chiave del successo di questo metodo sta nella creazione di scenari ben progettati e nel loro utilizzo efficace. Diamo un'occhiata ad alcuni scenari comuni e ai consigli su come sfruttarli al meglio.

Scenari attuali:

Scenari di emergenza medica: riproducono situazioni come l'arresto cardiaco, una grave reazione allergica o un'emorragia. Consentono agli operatori sanitari di esercitarsi nelle procedure di emergenza.

Scenari di comunicazione difficile: questi scenari riguardano situazioni in cui è necessario comunicare notizie difficili a un paziente o alla sua famiglia, gestire un paziente aggressivo o lavorare come parte di un team durante una crisi.

Scenari di gestione delle crisi: possono essere applicati a molti settori, dalla gestione di un'emergenza aerea alla risposta a un grave incidente industriale.

Scenari tecnici: si concentrano sulla padronanza di abilità specifiche, come la gestione di nuove attrezzature.

Scenari decisionali: questi scenari si concentrano sulla valutazione rapida di situazioni complesse e sul prendere decisioni di conseguenza.

Come usarli in modo efficace:

Definire obiettivi chiari: prima di progettare o scegliere uno scenario, è essenziale definire cosa vuole che i partecipanti imparino o si esercitino.

Realismo: più lo scenario è realistico, più è coinvolgente, il che favorisce l'apprendimento. Se possibile, utilizzi oggetti di scena, attori o simulatori ad alta tecnologia.

Briefing pre-scenario: prima di iniziare, spieghi chiaramente il contesto, gli obiettivi e le aspettative. Questo aiuterà i partecipanti a impegnarsi pienamente.

Debrief post-script: questa è una delle fasi più cruciali. Dopo la stesura del copione, si discute di ciò che è andato bene, di ciò che si sarebbe potuto fare in modo diverso e di quali lezioni si possono imparare.

Valutazione: fornire un feedback costruttivo. Utilizzi griglie di valutazione per dare un feedback strutturato ai partecipanti.

Flessibilità: sia pronto ad adattare lo scenario in base alle reazioni e alle esigenze dei partecipanti. A volte uno scenario può prendere una direzione inaspettata, e questo va bene.

Prove: come per qualsiasi abilità, la pratica regolare è essenziale. Organizzi sessioni di simulazione regolari per consentire un miglioramento continuo.

Aggiornamento degli scenari: con l'evoluzione delle tecnologie, delle procedure o dei protocolli, anche i suoi scenari devono essere aggiornati.

Creare un ambiente sicuro: si assicuri che i partecipanti si sentano a proprio agio nel commettere errori e nell'imparare da essi.

Utilizzo della tecnologia: la tecnologia moderna offre simulatori incredibilmente realistici, dai sistemi di feedback video ai manichini robotici.

La simulazione basata su scenari è uno strumento prezioso, ma la sua efficacia dipende dalla qualità degli scenari e da come vengono utilizzati. Con un'attenta preparazione, un'attuazione ponderata e un feedback appropriato, possono trasformare la formazione e la preparazione professionale.

Feedback e lezioni apprese dalla simulazione

La simulazione, come ogni innovazione educativa, ha avuto i suoi successi folgoranti e i suoi momenti di apprendimento. Integrando queste esperienze nel panorama medico e non solo, sono state apprese molte lezioni. Diamo un'occhiata ad alcune delle lezioni apprese e alle intuizioni che hanno fornito.

1. Errare è umano e rappresenta un'opportunità:
Un giovane medico ha raccontato che, durante la sua prima simulazione, aveva accidentalmente somministrato una dose di adrenalina dieci volte superiore al necessario. Questo errore, che avrebbe potuto avere conseguenze tragiche nella vita reale, è diventato un momento didattico cruciale. La simulazione ha rivelato che gli errori non sono solo errori, ma anche opportunità di apprendimento in un ambiente privo di rischi.

2. La comunicazione è la chiave:
In uno scenario di simulazione di un incidente aereo, un team ha scoperto che, nonostante le competenze individuali, la comunicazione era caotica, con conseguenti ritardi e duplicazione degli sforzi. Questa esperienza ha sottolineato che la competenza tecnica da sola non è sufficiente; una comunicazione efficace è essenziale.

3. La tecnologia non sostituisce il giudizio umano:
Un complesso scenario di simulazione con manichini robotici all'avanguardia ha mostrato a un team medico che, sebbene la tecnologia possa riprodurre i segni vitali e i sintomi, non può sempre replicare la sottigliezza delle risposte umane. È fondamentale non affidarsi esclusivamente alla tecnologia, ma anche fidarsi dell'intuito e del giudizio clinico.

4. La pratica rende perfetti:
Un'infermiera ha condiviso come la ripetizione di uno scenario particolarmente difficile l'abbia aiutata a

padroneggiare un'abilità che in precedenza aveva trovato scoraggiante. Ha notato che la possibilità di esercitarsi ripetutamente in un ambiente simulato ha aumentato la sua fiducia e la sua competenza.

5. Il debriefing è prezioso:

Dopo una crisi chirurgica simulata, un chirurgo ha espresso la sua gratitudine per la sessione di debriefing che è seguita. Si è trattato di un'opportunità per il team di discutere apertamente le sfide incontrate, gli errori commessi e le strategie di miglioramento. Questo feedback costruttivo è stato considerato altrettanto prezioso, se non di più, della simulazione stessa.

6. La flessibilità è essenziale:

In uno scenario di emergenza ostetrica, un team si è reso conto che, nonostante la pianificazione meticolosa, le situazioni della vita reale possono prendere pieghe inaspettate. La capacità di adattarsi e reagire rapidamente a una situazione in evoluzione è un'abilità essenziale che la simulazione può aiutare a sviluppare.

La simulazione, pur essendo potente, non è una panacea. Offre un ambiente per testare, commettere errori, imparare e migliorare. Ma le lezioni più profonde spesso provengono dal feedback dei partecipanti, il che dimostra quanto questo strumento possa essere trasformativo, se usato in modo efficace.

Capitolo 8

COMUNICAZIONE
IN
SALA OPERATORIA

Tecniche di comunicazione efficace con l'équipe chirurgica

La comunicazione all'interno dell'équipe chirurgica è un elemento cruciale per garantire la sicurezza del paziente, il buon funzionamento dell'intervento e la collaborazione armoniosa tra i diversi membri del team. Scopra alcune tecniche collaudate per una comunicazione efficace in sala operatoria:

1. Briefing preoperatorio:
   Prima di qualsiasi intervento, organizzare una riunione preoperatoria per discutere i punti essenziali: piano chirurgico, requisiti anestetici, storia del paziente, ecc. Si assicuri che ogni membro del team abbia una chiara comprensione del proprio ruolo.
2. La tecnica SBAR (Situazione, contesto, valutazione, raccomandazione):
   Situazione: descriva brevemente il problema attuale.
   Contesto: fornisca il contesto o lo sfondo rilevante.
   Valutazione: condivida la sua valutazione della situazione.
   Raccomandazione: suggerisca un'azione o faccia una domanda.
3. Utilizzo di liste di controllo:
   Le liste di controllo, come quella dell'OMS per la sicurezza chirurgica, possono migliorare notevolmente la comunicazione e prevenire le sviste.
4. Comunicazione assertiva:
   Esprima chiaramente le sue esigenze o preoccupazioni, senza essere aggressivo o passivo. La chiave è il rispetto reciproco.
5. Chiarimento e riformulazione:
   Se un'istruzione o un'informazione non è chiara, chieda chiarimenti. Riformuli anche per confermare di aver capito bene.

6. Comunicazione non verbale:

Osservi il suo linguaggio del corpo e sia consapevole di quello degli altri. I gesti, le espressioni facciali e il tono di voce possono spesso trasmettere tante informazioni quanto le parole stesse.

7. Ascolto attivo:

Si concentri sulla persona che parla, annuisca, faccia domande ed eviti di interrompere.

8. Uso della tecnologia:

I sistemi di comunicazione wireless, gli interfono o anche i semplici segnali luminosi possono aiutare a comunicare in modo efficace senza interrompere il flusso di lavoro.

9. Feedback costruttivo:

Dopo l'evento, si prenda il tempo per dare e ricevere un feedback. Un feedback costruttivo può aiutare a migliorare le collaborazioni future.

10. Formazione sulla comunicazione:

Incoraggi il team a partecipare a una formazione specifica sulla comunicazione, in particolare nelle situazioni di alta pressione.

11. Eviti il gergo:

Anche se l'équipe chirurgica ha familiarità con il gergo medico, è sempre preferibile utilizzare termini chiari, soprattutto in presenza di membri meno esperti.

12. Creare un ambiente di fiducia:

Favorisca una cultura in cui ogni membro del team si senta a proprio agio nel fare domande, esprimere dubbi o ammettere incertezze.

Una comunicazione efficace all'interno dell'équipe chirurgica non si limita al semplice passaggio di informazioni. Richiede un ascolto attento, chiarimenti, rispetto reciproco e un desiderio costante di migliorare le interazioni per garantire la sicurezza e il benessere del paziente.

Gestire disaccordi e tensioni
in sala operatoria

La sala operatoria è un ambiente ad alta tensione, dove le decisioni vengono spesso prese rapidamente e la posta in gioco è alta. Non sorprende quindi che possano sorgere disaccordi o tensioni tra i membri dell'équipe chirurgica. Ecco alcune strategie per gestire efficacemente queste situazioni, mantenendo un'atmosfera professionale e rispettosa.

1. Mantenere la calma:
   Le reazioni emotive possono aggravare una situazione già tesa. Faccia un respiro profondo, faccia una pausa se necessario e affronti la situazione con calma.
2. Ascoltare attivamente:
   Prima di rispondere o reagire, si assicuri di comprendere il punto di vista dell'altra persona. Ascolti senza interrompere ed eviti di saltare alle conclusioni.
3. Chiarire e fare domande:
   Se non capisce il punto di vista dell'altra persona o se qualche informazione è ambigua, chieda chiarimenti.
4. Eviti il confronto diretto nell'intervento completo:
   Se sorge un disaccordo durante una procedura, può essere preferibile stabilizzare la situazione e rimandare la discussione a un momento più appropriato.
5. Utilizzi "io" piuttosto che "lei":
   Invece di dire "Non mi hai ascoltato", dica "Mi sono sentito ignorato". Questo evita di accusare l'altra persona e apre la strada a un dialogo costruttivo.
6. Trovare un terreno comune:
   Anche se non siete d'accordo, cercate dei punti su cui potete essere d'accordo. Questo crea una base positiva per la discussione.

7. Si rivolga a un mediatore neutrale:
   Se le tensioni persistono, può essere utile rivolgersi a una terza persona, come un supervisore o un mediatore, per aiutare a risolvere il conflitto.
8. Pensare prima di parlare:
   Nella foga del momento, può essere tentato di reagire impulsivamente. Si prenda un momento per raccogliere i suoi pensieri prima di rispondere.
9. Incoraggiare una cultura di apertura:
   Crea un ambiente in cui i membri del team si sentano a proprio agio nell'esprimere le loro preoccupazioni o opinioni senza temere ritorsioni.
10. Imparare dall'esperienza:
    Dopo aver risolto un conflitto, si prenda un momento per riflettere su quanto è accaduto. Ci sono lezioni da imparare per evitare situazioni simili in futuro?
11. Focus sulla formazione:
    Incoraggi il team a seguire corsi di formazione sulla gestione dei conflitti o sulla comunicazione interpersonale per rafforzare le competenze necessarie a gestire le tensioni.
12. Sia proattivo:
    Se individua potenziali fonti di tensione o disaccordo, le affronti prima che diventino un problema.

Gestire i disaccordi e le tensioni in sala operatoria è essenziale per garantire la sicurezza del paziente e la coesione del team. Affrontando ogni situazione con empatia, apertura mentale e professionalità, è possibile risolvere i conflitti e rafforzare la collaborazione.

L'importanza della comunicazione con il paziente e la famiglia

'Larte della medicina va oltre le competenze tecniche e la comunicazione è una delle sue componenti essenziali. Una comunicazione efficace con i pazienti e le loro famiglie può avere un impatto profondo sull'esperienza del paziente, sul suo recupero e persino sui risultati clinici. Ecco uno sguardo al perché questa comunicazione è così cruciale:

1. Costruire la fiducia:
   Una comunicazione aperta e trasparente stabilisce un rapporto di fiducia tra l'operatore sanitario e il paziente, che è essenziale per una solida partnership terapeutica.
2. Riduzione dell'ansia:
   Le procedure mediche, in particolare gli interventi chirurgici, possono essere stressanti per i pazienti. Una spiegazione chiara ed empatica può aiutare a ridurre l'ansia e la preoccupazione.
3. Migliorare la comprensione:
   Una buona comunicazione assicura che i pazienti e le loro famiglie comprendano la natura della condizione, le opzioni di trattamento e i rischi e i benefici associati.
4. Partecipazione attiva al trattamento:
   Quando i pazienti sono ben informati, possono svolgere un ruolo attivo nella loro cura, il che può portare a risultati migliori e a una maggiore soddisfazione.
5. Gestione delle aspettative:
   La comunicazione aiuta ad allineare le aspettative dei pazienti e delle loro famiglie con le realtà e i limiti degli interventi medici.
6. Ridurre gli errori medici:
   Lo scambio di informazioni rilevanti con il paziente può rivelare informazioni cruciali, come la storia medica o le allergie, riducendo al minimo il rischio di errori.
7. Facilitare il processo decisionale informato:
   Per dare un consenso informato, i pazienti devono comprendere tutti gli aspetti del loro trattamento. Una comunicazione efficace assicura che abbiano tutte le

informazioni necessarie per prendere decisioni informate.

8. Supporto emotivo:

Riconoscere e convalidare le emozioni e le preoccupazioni del paziente può fornire un sostegno emotivo vitale, rafforzando il legame terapeutico.

9. Transizione delle cure:

Quando il paziente viene trasferito o dimesso, una comunicazione chiara con la famiglia facilita la transizione dell'assistenza e assicura la continuità.

10. Risoluzione dei conflitti:

Se sorgono complicazioni o problemi, una comunicazione aperta e onesta può aiutare a risolvere le tensioni ed evitare i malintesi.

11. Consapevolezza culturale:

Prendere in considerazione le credenze, i valori e le preoccupazioni culturali del paziente può aiutare a personalizzare la comunicazione e a migliorare la qualità dell'assistenza.

12. Promozione dell'aderenza terapeutica:

Un paziente ben informato è più propenso a seguire le raccomandazioni mediche, il che può migliorare i risultati a lungo termine.

La comunicazione con i pazienti e le loro famiglie è al centro della pratica medica. Va oltre il semplice scambio di informazioni per stabilire legami, offrire rassicurazioni, guidare le scelte e, in ultima analisi, migliorare la qualità di vita dei pazienti. L'adozione di un approccio incentrato sul paziente rafforza l'importanza di questa comunicazione nella pratica clinica quotidiana.

Capitolo 9

GESTIONE DELLE RISORSE E SICUREZZA IN ANESTESIA

Ottimizzare l'uso
attrezzature e farmaci

L'efficienza e la sicurezza in campo medico si basano molto sull'uso ottimale delle attrezzature e dei farmaci. Una buona gestione può non solo migliorare i risultati dei pazienti, ma anche ridurre i costi e minimizzare gli sprechi. Ecco un approccio integrato e senza soluzione di continuità per ottimizzare queste risorse cruciali.

1. Formazione e istruzione:

   Fornire una formazione continua agli operatori sanitari sulle ultime innovazioni e sulle migliori pratiche nell'uso delle attrezzature e dei farmaci.
2. Protocolli stabiliti:

   Sviluppare protocolli chiari per l'uso di farmaci e attrezzature, assicurando che le procedure siano coerenti e basate sulle migliori prove disponibili.
3. Manutenzione preventiva:

   Effettuare controlli regolari e manutenzione preventiva sulle apparecchiature per assicurarne il corretto funzionamento e prolungarne la durata.
4. Gestione delle scorte:

   Implementare un efficace sistema di gestione delle scorte per monitorare e gestire l'inventario di farmaci e attrezzature, evitando così sprechi e carenze.
5. Valutazione regolare:

   Rivedere periodicamente l'efficacia e l'idoneità dei farmaci e delle attrezzature utilizzate, per garantire che rispondano alle esigenze attuali e future.
6. Interazioni farmacologiche:

   Utilizzare i sistemi di allerta per monitorare e prevenire le interazioni farmacologiche potenzialmente pericolose.

7. Riciclaggio e riutilizzo:
    Dove è sicuro e appropriato, prenda in considerazione il riciclo o la sterilizzazione e il riutilizzo delle attrezzature per massimizzare l'uso delle risorse.
8. Partecipazione del paziente:
    Educare i pazienti all'uso appropriato dei farmaci, sottolineando l'importanza di seguire le prescrizioni ed evitare l'automedicazione.
9. Tecnologie innovative:
    Adottare tecnologie come l'automazione e la digitalizzazione per migliorare l'efficienza della gestione dei farmaci e delle attrezzature.
10. Collaborazione interdisciplinare:
    Incoraggiare la collaborazione tra i vari team medici per condividere le conoscenze e le migliori pratiche nell'uso dei farmaci e delle attrezzature.
11. Revisione dell'incidente:
    Analizzare e imparare da incidenti o errori relativi all'uso di attrezzature o farmaci per migliorare continuamente la pratica.
12. Conformità normativa:
    Assicurare che tutto l'uso di attrezzature e farmaci sia conforme alle normative e alle linee guida vigenti, per garantire la sicurezza del paziente.

L'ottimizzazione dell'uso di attrezzature e farmaci è una parte essenziale dell'erogazione di un'assistenza sanitaria di alta qualità. Concentrandosi sulla formazione, sulla gestione proattiva e sull'innovazione, le strutture sanitarie possono garantire che queste preziose risorse siano utilizzate in modo efficiente e sicuro.

Procedure e protocolli
per garantire la sicurezza del paziente

La sicurezza del paziente è il pilastro centrale dell'assistenza sanitaria. Garantire un'assistenza sicura richiede protocolli chiari, formazione continua e una cultura organizzativa incentrata sulla sicurezza. Ecco un'esplorazione delle procedure e dei protocolli essenziali per mantenere la sicurezza del paziente in primo piano.

1. Cultura della sicurezza:

   Promuovere una cultura aperta: incoraggiare gli operatori sanitari a segnalare gli incidenti senza temere ripercussioni.

   Feedback: garantire un ciclo di feedback dopo ogni incidente per informare tutto il personale delle lezioni apprese.

2. Identificazione del paziente:

   Utilizzare diversi identificatori (nome, data di nascita, numero del paziente) prima di qualsiasi procedura o somministrazione di farmaci.

3. Gestione dei farmaci:

   Conservazione sicura: conservi i farmaci in aree chiuse o sorvegliate.

   Doppio controllo: quando somministra farmaci critici, ricorra al doppio controllo da parte di due professionisti.

4. Prevenzione delle infezioni:

   Igiene delle mani: implementare protocolli rigorosi di lavaggio delle mani.

   Isolamento: isolare i pazienti con infezioni trasmissibili per proteggere gli altri pazienti e il personale.

5. Formazione e istruzione:

   Offrendo una formazione continua sulla sicurezza dei pazienti e sulle più recenti best practice.

6. Comunicazione efficace:

Stabilisca dei protocolli per il trasferimento delle informazioni quando passa da un team all'altro, per evitare di dimenticare informazioni cruciali.

7. Chirurgia sicura:

Lista di controllo pre-intervento: utilizzi le liste di controllo prima, durante e dopo l'intervento per assicurarsi che tutti i passaggi siano seguiti.

Marcatura del sito chirurgico: garantire la corretta identificazione del sito chirurgico prima dell'intervento.

8. Tecnologia e attrezzature:

Eseguire la manutenzione regolare e i controlli di qualità per garantire il corretto funzionamento delle apparecchiature.

9. Prevenire le cadute:

Valutare il rischio di caduta dei pazienti al momento del ricovero e attuare interventi appropriati, come l'uso di sponde per il letto.

10. Consenso informato:

Assicurarsi che i pazienti comprendano appieno le procedure, i rischi associati e le alternative prima di qualsiasi intervento.

11. Gestione delle risorse umane:

Garantire livelli adeguati di personale ed evitare il sovraccarico di lavoro, che può contribuire agli errori.

12. Revisione e miglioramento continui:

Analizzare gli incidenti, effettuare audit di sicurezza e implementare miglioramenti sulla base delle lezioni apprese.

Garantire la sicurezza del paziente richiede un approccio completo e integrato che coinvolga tutti i membri del team medico. Gli errori possono essere inevitabili, ma con procedure e protocolli validi, la loro frequenza e il loro impatto possono essere ridotti. La sicurezza del paziente è una responsabilità condivisa che, quando viene data priorità, assicura una migliore qualità dell'assistenza e una maggiore fiducia dei pazienti nel sistema sanitario.

Gestione degli incidenti ed errori in anestesia

L'anestesia è un campo medico in cui i margini di errore sono stretti, con conseguenze potenzialmente gravi per i pazienti. Gestire efficacemente gli incidenti e gli errori è fondamentale per minimizzare il rischio e imparare dalle situazioni per evitare che si ripetano. Questa sezione illustra la gestione degli incidenti e degli errori in anestesia.

1. Riconoscimento e risposta immediata:

Risposta rapida: quando viene rilevato un errore o un incidente, la prima priorità è intervenire rapidamente per stabilizzare il paziente.

Notifica immediata: informare immediatamente il team chirurgico e, se necessario, richiedere assistenza.

2. Documentazione:

Registra in dettaglio le circostanze dell'incidente o dell'errore, le misure adottate in risposta e le condizioni del paziente dopo la procedura.

3. Comunicazione trasparente:

Con il paziente e la famiglia: in conformità con le linee guida etiche, informare il paziente e la famiglia dell'incidente, delle possibili conseguenze e delle misure correttive adottate.

All'interno dell'équipe medica: discutere l'incidente con l'équipe per trarre lezioni immediate ed evitare di ripetere l'errore nel prossimo futuro.

4. Valutazione approfondita:

Analisi delle cause profonde (RCA): intraprendere un'analisi sistematica per identificare le cause alla base dell'incidente, anziché concentrarsi solo sui singoli errori.

Valutazioni periodiche: effettuare revisioni regolari di incidenti ed errori per individuare tendenze o aree problematiche.

5. Formazione e istruzione:

Utilizzi ogni incidente come un'opportunità di apprendimento per tutto il team. Organizzi sessioni di formazione basate su scenari reali per migliorare la preparazione a situazioni simili.

6. Supporto psicologico:

Fornisca supporto ai membri del team coinvolti nell'incidente. L'errore umano, sebbene deplorevole, è inevitabile e il supporto può aiutare a gestire il senso di colpa e lo stress associati.

7. Misure correttive:

Sulla base dei risultati del PCA, implementa cambiamenti sistematici, sia che si tratti di una nuova formazione, di modifiche ai protocolli o dell'acquisto di nuove attrezzature.

8. Trasparenza istituzionale:

Mantenere un sistema di segnalazione degli errori che protegga la riservatezza individuale, consentendo al contempo di raccogliere dati per un miglioramento continuo.

Condividere le lezioni apprese con altre istituzioni o all'interno di reti mediche più ampie per migliorare la sicurezza su scala più vasta.

9. Revisione dei protocolli:

Rivedere e adattare regolarmente i protocolli e le linee guida per garantire che siano aggiornati con le migliori prassi e che riflettano le lezioni apprese dagli incidenti precedenti.

10. Impegno per la cultura della sicurezza:

Coltivare una cultura in cui la sicurezza è una priorità, in cui gli errori sono trattati come opportunità di apprendimento piuttosto che come errori da punire.

La gestione degli incidenti e degli errori in anestesia è un processo multidimensionale che mira non solo a correggere una determinata situazione, ma anche a implementare cambiamenti a lungo termine per evitare che si ripetano. Un approccio proattivo, combinato con una forte cultura della sicurezza, può ridurre notevolmente i rischi per i pazienti e aumentare la fiducia nel sistema sanitario.

Capitolo 10

COLLABORAZIONE INTERPROFESSIONALE

Lavorare con i chirurghi: comprendere le loro esigenze e aspettative

Un intervento chirurgico di successo è il risultato di una stretta collaborazione tra il chirurgo e l'infermiera anestesista. Comprendere le esigenze e le aspettative dei chirurghi è fondamentale per garantire la sicurezza del paziente e una procedura senza intoppi. Questa sezione mira a fare luce sul mondo dei chirurghi e a suggerire i modi in cui possono collaborare in modo efficace.

1. La natura dinamica della chirurgia:
    Comprendere le tecniche chirurgiche: riconoscere i diversi requisiti anestetici a seconda della complessità e della durata dell'intervento.
    Conoscere i punti chiave: Sia consapevole dei momenti cruciali durante l'operazione, quando il chirurgo potrebbe richiedere un cambio di anestesia.
2. Comunicazione chiara ed efficace:
    Prima dell'intervento: discutere le esigenze, le preoccupazioni e le aspettative specifiche per l'imminente operazione.
    Durante l'intervento chirurgico: mantenere una comunicazione aperta, segnalando qualsiasi cambiamento nelle condizioni del paziente o nei parametri anestetici.
3. Rispetto reciproco:
    Riconoscimento dei ruoli: valorizzare le competenze di ogni persona, rispettando i limiti delle sue capacità.
    Gestire i disaccordi: gestire i disaccordi in modo professionale, mettendo sempre al primo posto gli interessi del paziente.
4. Anticipare le esigenze del chirurgo:
    Preparazione del materiale: si assicuri che tutte le attrezzature e i farmaci necessari siano pronti e a portata di mano.

Conoscenza delle abitudini: comprendere le preferenze e le abitudini individuali dei chirurghi per facilitare la cooperazione.

5. Reattività alle richieste:

Sia preparato ad adattare l'anestesia alle mutevoli esigenze dell'intervento e a rispondere rapidamente alle richieste del chirurgo.

6. Formazione continua combinata:

Partecipare a sessioni di formazione congiunte per comprendere le più recenti tecniche chirurgiche e anestetiche e la loro interazione.

7. Debriefing post-operatorio:

Dopo l'operazione, si prenda un momento per discutere di ciò che è andato bene e delle potenziali aree di miglioramento per le operazioni future.

8. Comprendere i rischi e gli stress associati all'intervento chirurgico:

Riconoscere la pressione in cui operano i chirurghi e offrire supporto, sia clinico che emotivo, se necessario.

9. Costruire la fiducia reciproca:

Attraverso una comunicazione aperta, il rispetto reciproco e una stretta collaborazione, sviluppa un rapporto di fiducia con i chirurghi.

Lavorare a stretto contatto con i chirurghi richiede una comunicazione fluida, una comprensione reciproca e il rispetto delle rispettive competenze e responsabilità. Concentrandosi sulla sicurezza e sul benessere del paziente, gli infermieri anestesisti e i chirurghi possono superare le sfide e garantire un'assistenza ottimale.

Sinergia con gli infermieri sala di recupero e unità di terapia intensiva

Una volta terminato l'intervento, il ruolo dell'infermiera anestesista non si ferma. La gestione post-operatoria, in particolare il passaggio alla sala di recupero ed eventualmente alla terapia intensiva, è una fase critica. Una collaborazione efficace tra l'infermiere anestesista e gli infermieri di queste unità è essenziale per garantire al paziente un recupero sicuro e senza complicazioni.

1. L'importanza della comunicazione:

Trasmettere informazioni: condividere tutti i dettagli rilevanti sull'anestesia, sulle procedure eseguite e sulle eventuali complicazioni riscontrate.

Briefing strutturato: utilizzi liste di controllo o guide per assicurarsi che tutti i punti chiave siano trattati durante il briefing.

2. Comprendere il ruolo degli infermieri della sala di recupero:

Monitoraggio stretto: sono i primi a rilevare i segni di complicazioni post-anestetiche.

Gestione del dolore: si tratta di gestire il dolore postoperatorio e richiede una conoscenza approfondita dei farmaci somministrati durante l'intervento.

3. Collaborazione con l'Unità di terapia intensiva:

Pazienti ad alto rischio: per i pazienti che necessitano di un monitoraggio continuo dopo un intervento chirurgico importante o a causa di co-morbilità, la comprensione dei protocolli di terapia intensiva è fondamentale.

Assistenza tecnica: all'infermiera anestesista può essere chiesto di assistere all'intubazione o al posizionamento di porte di accesso centrale in queste unità.

4. Formazione congiunta:
    Partecipare a simulazioni e formazioni congiunte per comprendere meglio le sfide specifiche affrontate da questi infermieri e rafforzare le loro competenze nella gestione post-operatoria.
5. Feedback:
    Stabilire un sistema in cui gli infermieri possano fornire un feedback sulla gestione dell'anestesia, offrendo opportunità di miglioramento continuo.
6. Riunioni di coordinamento regolari:
    Organizza incontri per discutere i protocolli, condividere gli aggiornamenti e affrontare le preoccupazioni o le sfide.
7. Supporto emotivo e psicologico:
    Riconoscere la pressione in cui lavorano questi infermieri, in particolare quando si trovano di fronte a complicazioni post-operatorie. Offrire sostegno e collaborazione.
8. Continuità delle cure:
    Assicurare che le linee guida e le raccomandazioni siano comunicate e seguite con chiarezza, garantendo che il paziente riceva un'assistenza coerente e continua in ogni fase del suo recupero.

La transizione tra la sala operatoria, la sala di recupero e l'unità di terapia intensiva è un viaggio complesso per il paziente. Una sinergia efficace tra l'infermiere anestesista e gli infermieri di queste unità assicura non solo una sicurezza ottimale, ma anche una migliore esperienza del paziente. La chiave è una comunicazione aperta, il rispetto reciproco e la comprensione dei rispettivi ruoli e responsabilità.

Lavorare con i farmacisti
e altri specialisti

L'anestesia è una pratica medica complessa e sfaccettata, che comporta molto di più dell'interazione tra anestesista e paziente. Spesso richiede una stretta collaborazione con altri specialisti, compresi i farmacisti, per garantire la sicurezza del paziente e un'assistenza efficace. Questa sezione esplora l'importanza di questa sinergia e il modo in cui la collaborazione può essere ottimizzata.

1. Gli elementi essenziali della collaborazione farmaceutica:
   Selezione dei farmaci: i farmacisti forniscono una competenza essenziale nella selezione dei farmaci, tenendo conto dell'efficacia, delle interazioni farmacologiche e delle possibili allergie.
   Dosaggio e somministrazione: consigliano i dosaggi appropriati, le vie di somministrazione e le tempistiche, garantendo un'anestesia sicura ed efficace.
   Gestione delle scorte: garantire la disponibilità continua dei farmaci essenziali attraverso un'adeguata gestione delle scorte in collaborazione con la farmacia.
2. Interazione con altri specialisti:
   Cardiologi: nel caso di pazienti con co-morbilità cardiache, una discussione con il cardiologo può guidare la strategia anestetica.
   Respirologi: per i pazienti con patologie respiratorie, la consulenza dei respirologi è fondamentale per evitare complicazioni post-operatorie.
   Nefrologi: svolgono un ruolo chiave per i pazienti affetti da malattie renali, consigliando l'idratazione, i farmaci e la gestione post-operatoria.

3. Riunioni multidisciplinari:
    Questi incontri riuniscono diversi specialisti per discutere casi complessi ed elaborare una strategia di gestione ottimale per il paziente.
4. Formazione trasversale:
    Organizzare sessioni di formazione in cui l'infermiera anestesista possa imparare dagli altri specialisti e viceversa, rafforzando così la comprensione reciproca e la collaborazione.
5. Protocolli e linee guida comuni:
    Sviluppare linee guida congiunte con altre specialità per la gestione dei pazienti, per garantire coerenza e qualità dell'assistenza.
6. Disponibilità a consultazioni rapide:
    Stabilire un canale di comunicazione diretto per consultazioni rapide, consentendo agli specialisti di fornire consigli in tempo reale durante l'intervento.
7. Comprendere le responsabilità:
    Ogni specialista apporta un'esperienza unica. Riconoscere e rispettare le loro competenze e raccomandazioni migliora l'assistenza complessiva.
8. Revisione delle complicazioni e degli esiti:
    Organizzare sessioni di revisione in cui i casi complicati o le complicazioni vengono discussi insieme, offrendo opportunità di apprendimento e miglioramento.

La collaborazione con i farmacisti e altri specialisti è una dimensione spesso trascurata ma cruciale della pratica anestesiologica. Migliora la qualità dell'assistenza, minimizza i rischi e ottimizza i risultati per il paziente. La chiave è una comunicazione aperta, il rispetto reciproco, la comprensione delle reciproche competenze e la volontà di lavorare in squadra per il bene del paziente.

Capitolo 11

PATOLOGIE SPECIFICHE E LORO IMPLICAZIONI PER L'ANESTESIA

Gestione dei pazienti con co-morbilità multiple

La gestione anestetica dei pazienti con co-morbilità multiple è una sfida delicata. Questi pazienti sono spesso più vulnerabili alle complicanze e la loro gestione richiede un approccio multidimensionale, un'anticipazione meticolosa e un'approfondita competenza clinica.

1. Valutazione preoperatoria:

Anamnesi medica dettagliata: raccolga tutti i dettagli di tutte le condizioni esistenti, i farmaci assunti e gli interventi chirurgici precedenti.

Esame fisico approfondito: un esame mirato per identificare potenziali problemi che potrebbero influenzare la scelta dell'anestesia.

2. Consultazioni multidisciplinari:

Lavorare a stretto contatto con altri specialisti per ottenere una prospettiva completa e consigli sull'approccio migliore per questi pazienti.

3. Preparazione medica:

Ottimizzazione: adattare i farmaci o i trattamenti per stabilizzare le comorbidità il più possibile prima dell'intervento.

Esami specifici: a seconda delle co-morbilità, possono essere necessarie ulteriori indagini, come l'ecocardiogramma per i pazienti cardiopatici.

4. Scelta dell'anestesia:

Optate per un metodo di anestesia che riduca al minimo i rischi e che sia efficace per l'intervento chirurgico programmato.

5. Monitoraggio intraoperatorio:

Per questi pazienti può essere necessario un monitoraggio avanzato per rilevare precocemente eventuali complicazioni o deviazioni dai parametri normali.

6. Gestione dei farmaci:

   Prestare attenzione alle interazioni farmacologiche, alle controindicazioni e ai potenziali effetti collaterali, tenendo conto delle co-morbilità.

7. Gestione post-operatoria:

   Monitoraggio stretto: questi pazienti possono richiedere un'osservazione prolungata in sala di rianimazione o addirittura il ricovero in terapia intensiva.

   Gestione del dolore: assicurarsi che la gestione del dolore sia efficace senza aggravare le condizioni sottostanti.

8. Prepararsi per l'uscita:

   Assicurare una transizione agevole verso l'assistenza domiciliare o un'unità di assistenza prolungata, con istruzioni chiare sulla gestione delle co-morbilità e dei farmaci.

9. Comunicazione:

   Informare chiaramente i pazienti e le loro famiglie sui rischi potenziali, sui benefici e sul piano di gestione, per garantire il loro consenso informato.

10. Documentazione meticolosa:

   Documenta tutti i dettagli rilevanti, le decisioni prese e le ragioni alla base, per riferimento futuro e per gli altri professionisti sanitari coinvolti.

La gestione dei pazienti con co-morbilità multiple è uno dei compiti più impegnativi dell'anestesia. Richiede non solo competenze mediche, ma anche la capacità di anticipare le sfide, comunicare efficacemente e prendere decisioni informate per garantire la sicurezza e il benessere del paziente in ogni fase del processo chirurgico.

Anestesia per i pazienti soffre di malattie rare

La gestione anestetica dei pazienti con malattie rare richiede una preparazione meticolosa, conoscenze specialistiche e un approccio personalizzato per ogni paziente. Queste malattie, sebbene poco comuni, possono porre sfide anestetiche uniche, aumentando il rischio di complicazioni.

1. Comprendere la malattia rara:

    Ricerca e documentazione: scoprire la malattia, le sue implicazioni e le possibili conseguenze per l'anestesia e la chirurgia.

    Sintomi e manifestazioni: comprendere i sintomi e le manifestazioni della malattia che possono influenzare l'anestesia.

2. Valutazione preoperatoria:

    Anamnesi medica: raccogliere i dettagli del decorso della malattia, dei trattamenti precedenti e degli interventi chirurgici precedenti.

    Consultazioni specialistiche: collaborazione con i medici di base o gli specialisti che gestiscono la malattia del paziente per ottenere informazioni specifiche.

3. Preparazione preanestetica:

    Farmaci specifici: identificare i farmaci che dovrebbero essere evitati o preferiti per questi pazienti.

    Ottimizzazione: assicurarsi che la malattia sia stabilizzata il più possibile prima dell'intervento.

4. Tecniche anestetiche adattate:

    Scelta dell'anestesia: selezionare una tecnica anestetica sicura per la malattia specifica e adatta alla procedura chirurgica.

Monitoraggio avanzato: alcuni pazienti possono richiedere un monitoraggio specializzato a causa della loro condizione.

5. Gestione intraoperatoria:

Aumento della vigilanza: essere particolarmente attenti ai cambiamenti fisiologici che potrebbero non essere tipici dei pazienti senza questa condizione.

Adattabilità: essere pronti ad adattare la tecnica anestetica in base alla risposta del paziente.

6. Gestione post-operatoria:

Monitoraggio avanzato: questi pazienti possono richiedere un monitoraggio post-operatorio prolungato e attento.

Comunicazione con l'équipe medica: informare l'équipe medica sulle specificità della malattia del paziente e sulla gestione anestetica.

7. Educazione del paziente e della famiglia:

Discutere i rischi specifici e le precauzioni da prendere dopo l'intervento, tenendo conto della malattia di base.

8. Revisione postoperatoria:

Organizzare incontri di follow-up per valutare la risposta del paziente e identificare le aree di miglioramento per interventi futuri.

La gestione anestetica dei pazienti con malattie rare richiede non solo competenze cliniche, ma anche la capacità di adattare e personalizzare l'approccio per ogni individuo. La chiave è la preparazione, la collaborazione interdisciplinare e la comunicazione trasparente per garantire la sicurezza e il benessere del paziente.

Considerazioni speciali
per i pazienti anziani

Con l'aumento dell'aspettativa di vita e dei progressi medici, sempre più pazienti anziani si sottopongono a interventi chirurgici. La gestione anestetica di questi pazienti presenta sfide specifiche, in quanto l'invecchiamento è accompagnato da cambiamenti fisiologici, co-morbilità e politerapia.

1. Cambiamenti fisiologici legati all'età:
   Cardiovascolare: diminuzione della riserva cardiaca, aumento della rigidità vascolare.
   Respiratorio: diminuzione della funzione polmonare, alterazione dei meccanismi di difesa delle vie aeree.
   Renale: diminuzione della funzione renale, alterazione del metabolismo dei farmaci.
   Neurologico: aumento della sensibilità agli agenti anestetici, aumento del rischio di confusione postoperatoria.
2. Valutazione preoperatoria:
   Anamnesi medica completa: Presti attenzione alle comorbidità, ai farmaci e agli interventi chirurgici precedenti.
   Valutazione funzionale: per valutare la capacità del paziente di svolgere le attività quotidiane, che può predire i risultati post-operatori.
3. Preparazione medica:
   Ottimizzare le comorbilità: garantire che le condizioni esistenti, come l'ipertensione o il diabete, siano ben gestite.
   Farmaci: rivedere i farmaci del paziente per evitare interazioni e ridurre i rischi.

4. Scelta dell'anestesia:

Selezione appropriata: optare per tecniche che riducono al minimo i rischi per il paziente anziano, come l'anestesia locoregionale, se appropriata.

5. Gestione intraoperatoria:

Monitoraggio stretto: sorveglianza rafforzata per individuare eventuali complicazioni in fase iniziale.

Prevenzione dell'ipotermia: i pazienti anziani sono più suscettibili all'ipotermia in sala operatoria.

6. Gestione post-operatoria:

Gestione del dolore: favorire i metodi multimodali per minimizzare gli effetti collaterali degli oppioidi.

Monitoraggio della confusione: i pazienti anziani hanno maggiori probabilità di sviluppare confusione o delirio post-operatorio.

7. Mobilitazione precoce:

Incoraggiare la mobilizzazione precoce per ridurre il rischio di complicazioni come polmonite o trombosi venosa profonda.

8. Comunicazione efficace:

Assicurare una comunicazione chiara con i pazienti e le loro famiglie sul piano di trattamento, sui rischi e sui benefici.

9. Transizioni di cura:

Coordinare il passaggio all'assistenza post-operatoria, sia a domicilio che in un'unità specializzata, per garantire la continuità dell'assistenza.

La gestione dei pazienti anziani richiede una particolare sensibilità, una preparazione accurata e un approccio globale per ottimizzare i risultati e ridurre al minimo le complicazioni. L'obiettivo è garantire un'esperienza chirurgica sicura e confortevole a questa popolazione vulnerabile.

Capitolo 12

EMERGENZE E SITUAZIONI ECCEZIONALI IN ANESTESIA

Anestesia in situazioni di disastro e di crisi umanitaria

Le catastrofi e le crisi umanitarie, siano esse causate da disastri naturali, conflitti armati o epidemie, richiedono una risposta medica rapida ed efficace. L'assistenza anestetica in queste situazioni è complessa e presenta molte sfide.

1. Valutazione iniziale:

   Valutazione dei bisogni: qual è l'entità del disastro? Quali tipi di lesioni o malattie sono prevalenti?

   Risorse disponibili: quali attrezzature, farmaci e personale sono disponibili sul posto?

2. Configurazione rapida:

   Allestimento di sale operatorie di emergenza: utilizzo di tende, strutture temporanee o strutture esistenti.

   Sterilizzazione: sterilizzazione di strumenti in condizioni spesso precarie.

3. Limitazioni delle risorse:

   Anestesia non ottimale: in alcuni casi, potremmo doverci accontentare di anestetici locali o di tecniche non ideali.

   Gestione del dolore: gli oppioidi e gli altri analgesici possono scarseggiare.

4. Formazione del personale:

   Versatilità: in queste situazioni, il personale deve spesso assumere diversi ruoli.

   Formazione rapida: formare il personale locale o i volontari sui principi di base dell'anestesia.

5. Rischi di Accrus:

   Infezioni: aumento del rischio di infezioni dovuto a interventi chirurgici in condizioni non sterili.

   Complicazioni: un minor numero di monitoraggi e di attrezzature significa un maggior rischio di complicazioni anestetiche.

6. Collaborazione interdisciplinare:

Team multidisciplinari: lavorare a stretto contatto con chirurghi, infermieri, logisti e altri specialisti.

7. Aspetti etici e culturali:

Consenso informato: navigare in situazioni in cui l'ottenimento di un consenso informato formale può essere difficile.

Rispetto delle norme culturali: tenere conto delle credenze e delle pratiche locali nel fornire assistenza.

8. Supporto psicologico:

Per i pazienti: riconoscere il trauma e lo stress vissuto dai pazienti e dalle loro famiglie.

Per il personale: prevenire il burnout e fornire supporto psicologico al personale che deve affrontare situazioni estremamente difficili.

9. Transizione all'assistenza a lungo termine:

Riabilitazione: pianificare la transizione dei pazienti all'assistenza post-operatoria e riabilitativa.

Formazione continua: garantire che il personale locale continui ad essere formato ed equipaggiato anche dopo la partenza delle squadre di intervento.

L'anestesia nelle situazioni di disastro e di crisi umanitaria richiede flessibilità, innovazione e resilienza. Questi interventi sono fondamentali per salvare vite umane in contesti spesso caotici e sfavorevoli. La preparazione, la collaborazione e la dedizione del personale sono essenziali per fornire un'assistenza di qualità in queste situazioni estreme.

Supporto una reazione anafilattica

L'anafilassi è una reazione allergica grave e potenzialmente fatale. Può verificarsi in seguito alla somministrazione di molti farmaci e sostanze utilizzati durante l'anestesia. È quindi fondamentale che gli anestesisti infermieri siano preparati a identificare e gestire rapidamente una situazione di questo tipo.

1. Riconoscere i sintomi:
   Cardiovascolare: ipotensione, tachicardia o bradicardia, aritmia.
   Respiratorio: broncospasmo, cianosi, ipossia, edema laringeo.
   Cutaneo: rash cutaneo, orticaria, arrossamento.
   Neurologico: malessere, confusione, perdita di coscienza.
2. Arresto immediato dell'agente colpevole:
   Se possibile, identificare e interrompere immediatamente la somministrazione del farmaco o della sostanza sospettata di aver causato la reazione.
3. Manutenzione delle vie aeree e ventilazione:
   Intubazione o ventilazione: garantire un'ossigenazione e una ventilazione adeguate. L'intubazione di emergenza può essere necessaria in caso di edema laringeo.
   Ossigeno supplementare: somministrare alte concentrazioni di ossigeno.
4. Stabilizzazione cardiovascolare:
   Fluidi: i liquidi per via endovenosa devono essere somministrati tempestivamente per combattere l'ipotensione.
   Farmaci: spesso sono necessari vasopressori come l'adrenalina.
5. Somministrazione di adrenalina:
   L'adrenalina è il farmaco di prima scelta per il trattamento dell'anafilassi. Deve essere somministrata immediatamente.
6. Antistaminici e corticosteroidi:
   Questi farmaci possono essere utilizzati per trattare e prevenire la progressione della reazione anafilattica.

7. Gestione del broncospasmo:
   I broncodilatatori, come il salbutamolo, possono essere somministrati per gestire il broncospasmo.
8. Monitoraggio continuo:
   Monitorare attentamente i segni vitali, la pulsossimetria, la capnografia e, se disponibile, la pressione sanguigna invasiva.
9. Rianimazione cardiopolmonare (RCP):
   In caso di arresto cardiaco, iniziare immediatamente la rianimazione cardiopolmonare.
10. Post-gestione:
   Una volta che la situazione si è stabilizzata, è fondamentale trasferire il paziente in un'unità dove possa essere monitorato.
   Assicurarsi che il paziente, la famiglia e l'équipe medica siano informati della reazione e dei farmaci o delle sostanze potenzialmente colpevoli.
   Potrebbero essere necessarie ulteriori indagini per identificare il colpevole.

Una gestione rapida ed efficace dell'anafilassi da parte dell'infermiera anestesista può fare la differenza tra la vita e la morte. Una formazione regolare e simulazioni nella gestione di queste situazioni di emergenza sono quindi essenziali.

Anestesia fuori dalla sala operatoria: situazioni di emergenza

Al di là delle pareti sterili della sala operatoria, l'infermiera anestesista può essere chiamata a intervenire in situazioni di emergenza, sia in altre aree dell'ospedale che all'esterno. Queste situazioni richiedono non solo competenze tecniche, ma anche la capacità di adattarsi ad ambienti meno controllati.

1. Contesti in cui l'anestesia al di fuori della sala operatoria è comunemente praticata:

Servizi di imaging: radiologia interventistica, risonanza magnetica, TAC.

Endoscopia: Gastroenterologia, broncoscopia.

Camere sterili: per i pazienti immunocompromessi.

Emergenza: Traumatologia, rianimazione al pronto soccorso.

Sul campo: disastri, zone di guerra, interventi rapidi.

2. Sfide specifiche:

Ambienti non sterilizzati: aumento del rischio di infezione.

Equipaggiamento limitato: assenza di alcune delle caratteristiche abituali del blocco.

Spazio ridotto: mancanza di mobilità, difficoltà di accesso al paziente.

Equipe medica diversificata: collaborazione con professionisti di altre specialità.

3. Preparazione essenziale:

Valutazione rapida del paziente: anamnesi, farmaci, allergie.

Controllo dell'attrezzatura: disponibilità e funzionamento dei dispositivi.

Comunicazione: dialogo chiaro con l'équipe medica e il paziente.

4. Tecniche anestetiche specifiche:

Sedazione: spesso viene utilizzata per procedure brevi o dolorose.

Anestesia locale o regionale: preferibile per aree specifiche del corpo.

Anestesia generale: nelle situazioni più complesse o per i pazienti non collaboranti.

5. Monitoraggio del paziente:

Monitoraggio: monitoraggio costante dei segni vitali.

Prevenire le complicazioni: anticipare le reazioni avverse e i problemi respiratori.

6. Gestione delle complicazioni:

Ipossia: garantire una ventilazione e un'ossigenazione adeguate.

Reazioni allergiche: trattamento tempestivo con farmaci appropriati.

Complicazioni cardiovascolari: gestione di aritmie, ipotensione o ipertensione.

7. Post-anestesia:

Monitoraggio post-operatorio: assicurarsi che il paziente riprenda conoscenza e si stabilizzi.

Trasferimento: a seconda delle condizioni del paziente, decidere se ricoverarlo in un'unità di terapia intensiva, in una sala di recupero o in un ospedale.

L'anestesia al di fuori della sala operatoria è una pratica impegnativa che mette alla prova la versatilità e l'adattabilità dell'infermiera anestesista. Sebbene presenti sfide particolari, è essenziale per garantire un'assistenza di qualità in situazioni diverse e spesso urgenti. La formazione continua e la simulazione sono fondamentali per preparare questi professionisti a queste situazioni insolite.

Capitolo 13

ANESTESIA
E
POPOLAZIONI
SPECIALI

Pazienti immunocompromessi e trapianti

Nel vasto mondo della medicina, la gestione dei pazienti immunosoppressi e trapiantati pone sfide uniche, soprattutto quando è necessario un intervento chirurgico che richiede l'anestesia. Lo stato di immunosoppressione di questi pazienti li rende particolarmente vulnerabili alle infezioni, alle reazioni ai farmaci e ad altre complicazioni post-operatorie.

1. Comprendere l'immunosoppressione:

   Cause di immunosoppressione: malattie autoimmuni, chemioterapia, radioterapia, farmaci immunosoppressivi, HIV, ecc.

   Conseguenze per il sistema immunitario: vulnerabilità alle infezioni, guarigione ritardata, reazioni infiammatorie alterate.

2. Valutazione preoperatoria:

   Anamnesi medica: motivi dell'immunosoppressione, trattamenti attuali, storia di infezioni, vaccinazioni recenti.

   Esame clinico: valutazione delle condizioni generali, ricerca di infezioni attive.

   Ulteriori indagini: esami del sangue, radiografia del torace, colture se necessario.

3. Rischi specifici dell'anestesia:

   Reazioni ai farmaci: interazioni con farmaci immunosoppressori, aumento del rischio di effetti collaterali.

   Infezioni post-operatorie: rischio elevato a causa della scarsa capacità di difesa dell'organismo.

   Guarigione: possibile guarigione ritardata delle ferite chirurgiche.

4. Preparazione anestetica:

Profilassi antibiotica: somministrazione di antibiotici prima dell'intervento chirurgico per prevenire le infezioni.

Ottimizzare lo stato nutrizionale: un'alimentazione adeguata per migliorare la guarigione e la risposta immunitaria.

Preparazione mentale del paziente: rassicurazione, informazioni su rischi e benefici.

5. Monitoraggio intraoperatorio:

Monitoraggio intensivo: attento monitoraggio dei segni vitali, della temperatura e della saturazione di ossigeno.

Asepsi rigorosa: mantenere un ambiente sterile per prevenire le infezioni.

6. Gestione post-operatoria:

Monitoraggio delle infezioni: monitoraggio dei segni di infezione, colture se necessario.

Gestione del dolore: analgesia efficace senza compromettere ulteriormente il sistema immunitario.

Nutrizione e idratazione: garantire un'alimentazione adeguata per sostenere il recupero.

7. Pazienti trapiantati:

Conoscenza dell'innesto: tipo di trapianto, data, possibili complicazioni.

Farmaci immunosoppressori: dosaggio, interazioni farmacologiche.

Rischi di rigetto: riconoscere i primi segni di rigetto dell'innesto.

La gestione anestetica dei pazienti immunocompromessi e trapiantati richiede un'attenzione meticolosa, una preparazione rigorosa e un monitoraggio maggiore. Ogni fase, dalla valutazione pre-operatoria al recupero post-operatorio, deve essere adattata per ridurre al minimo i rischi e garantire il miglior risultato per questi pazienti particolarmente fragili.

Anestesia per i pazienti con disturbi psichiatrici

I pazienti affetti da disturbi psichiatrici rappresentano una popolazione specifica all'interno dello spettro medico. Le loro particolari esigenze, oltre ai farmaci e alla storia clinica, richiedono un approccio sfumato e personalizzato quando è necessario un intervento chirurgico in anestesia.

1. Comprendere lo spettro dei disturbi psichiatrici:

    Panoramica delle patologie: schizofrenia, disturbo bipolare, depressione maggiore, disturbi d'ansia, PTSD e altre.

    Conseguenze per la percezione e la cognizione: alterazioni della realtà, vulnerabilità all'ansia o alla confusione.

2. Valutazione preoperatoria:

    Anamnesi psichiatrica: durata della malattia, trattamenti attuali e passati, episodi di ospedalizzazione, sintomi attuali.

    Anamnesi farmacologica: farmaci psicotropi, rischio di interazioni farmacologiche, compliance al trattamento.

    Valutazione dello stato mentale attuale: stabilità, presenza di sintomi acuti, livello di ansia per l'intervento.

3. Rischi specifici dell'anestesia:

    Interazioni farmacologiche: potenziale interazione tra anestetici e psicofarmaci.

    Reazioni post-anestetiche: aumento del rischio di confusione, agitazione e delirio post-operatorio.

    Risposta al dolore: percezione alterata del dolore, risposta emotiva amplificata.

4. Preparazione anestetica:

    Strategia farmacologica: adattare l'anestesia per ridurre al minimo le interazioni e gli effetti collaterali.

Comunicazione efficace: garantire che il paziente comprenda il processo e si senta al sicuro.

Supporto psicologico: chiamare un team di salute mentale, se necessario, per preparare il paziente.

5. Monitoraggio intraoperatorio:

Monitorare i segni di agitazione: aumento della reattività agli stimoli, fluttuazioni della pressione sanguigna o della frequenza cardiaca.

Regolare l'anestesia: rispondere rapidamente ai segnali di stress o di disagio.

6. Gestione post-operatoria:

Monitoraggio del delirio: riconoscere e trattare rapidamente i segni di confusione o agitazione.

Gestione del dolore: adattare la gestione analgesica per minimizzare lo stress emotivo.

Comunicazione post-operatoria: assicurarsi che il paziente comprenda la sua situazione e si senta al sicuro.

La gestione anestetica dei pazienti con disturbi psichiatrici richiede un'attenzione meticolosa e una collaborazione interdisciplinare. Ogni fase, dalla preparazione al recupero, deve essere affrontata con compassione, comprensione e competenza, per garantire la sicurezza e il benessere del paziente durante tutto il processo chirurgico.

Considerazioni per i pazienti obesi o bariatrici

L'anestesia per i pazienti bariatrici e obesi presenta sfide uniche. Questi pazienti possono presentare co-morbilità associate all'obesità e cambiamenti anatomici e fisiologici dovuti all'intervento chirurgico, che richiedono una gestione anestetica su misura.

1. Obesità: oltre il BMI:

   Definizione ed epidemiologia: comprendere l'entità dell'obesità nella popolazione.

   Co-morbilità associate: ipertensione, diabete, apnea del sonno, malattie cardiache, tra le altre.

2. Valutazione preoperatoria:

   Anamnesi: concentrarsi sulle patologie associate all'obesità.

   Anamnesi chirurgica: tipo di intervento bariatrico, eventuali complicazioni, risultati post-operatori.

   Funzione respiratoria: rischio di apnea notturna, capacità polmonare ridotta, atelettasia.

3. Sfide anatomiche e fisiologiche:

   Vie aeree: potenziale difficoltà di intubazione a causa della distribuzione del grasso.

   Sistema cardiovascolare: aumento del carico di lavoro cardiaco, rischio di aritmie.

   Metabolismo dei farmaci: alterazione della distribuzione, del metabolismo e dell'eliminazione dei farmaci.

4. Preparazione all'anestesia:

   Tecniche di induzione: anticipare le potenziali difficoltà di intubazione.

   Posizionamento del paziente: garantire una ventilazione e una perfusione adeguate.

   Accesso vascolare: garantire una buona cannulazione, tenendo conto dell'adiposità.

5. Monitoraggio intraoperatorio:

   Monitoraggio respiratorio: rischi di atelettasia e ipossia.

   Emodinamica: monitorare il sovraccarico cardiaco e l'ischemia miocardica.

6. Gestione post-operatoria:

   Gestione respiratoria: rischio di apnea, necessità di ossigenoterapia.

Gestione del dolore: valutare la necessità di analgesici, tenendo conto del metabolismo dei farmaci.

Mobilitazione precoce: incoraggiare il movimento per prevenire le complicanze tromboemboliche e respiratorie.

La gestione anestetica dei pazienti obesi o bariatrici richiede un'accurata pianificazione, un attento monitoraggio e una stretta collaborazione con il team chirurgico. Una comprensione approfondita dei cambiamenti fisiologici e dei rischi associati all'obesità aiuterà a garantire la sicurezza e il benessere del paziente prima, durante e dopo l'intervento.

Capitolo 14

GESTIONE DEL DOLORE CRONICO

Ruolo dell'infermiera anestesista nelle cliniche del dolore

La gestione del dolore è una specialità medica in rapida crescita. Al centro di questo sviluppo, l'infermiere anestesista svolge un ruolo importante, combinando competenze cliniche avanzate con un approccio incentrato sul paziente, per fornire un'assistenza olistica. Le cliniche del dolore sono dedicate alla cura dei pazienti che soffrono di dolore cronico, acuto o post-operatorio, o di dolore causato da malattie specifiche.

1. Comprendere i meccanismi del dolore:
   Tipi di dolore: distinguere tra dolore nocicettivo, neuropatico e psicogeno.
   Valutazione del dolore: uso di scale del dolore, anamnesi del dolore, fattori scatenanti.
2. Tecniche di intervento:
   Blocchi nervosi: blocchi periferici e centrali per alleviare il dolore.
   Terapie intratecali: somministrazione di farmaci direttamente nello spazio subaracnoideo o epidurale.
   Radiofrequenza e neurolisi: distruzione dei nervi responsabili del dolore.
3. Somministrazione di farmaci analgesici:
   Oppiacei: morfina, fentanil e altri.
   Antidolorifici non oppioidi: Paracetamolo, FANS.
   Farmaci coadiuvanti: Antidepressivi, anticonvulsivanti per il dolore neuropatico.
4. Approccio olistico alla gestione del dolore:
   Terapie complementari: agopuntura, massaggi, fisioterapia.
   Supporto psicologico: identificare e trattare la componente emotiva del dolore.

5. Educazione del paziente:

    Tecniche di autogestione del dolore: tecniche di rilassamento, meditazione.

    Conoscenza dei farmaci: effetti collaterali, rischi di dipendenza, interazioni farmacologiche.

6. Collaborazione multidisciplinare:

    Collaborare con altri professionisti della salute: fisioterapisti, psicologi, neurologi, ecc. per fornire un'assistenza completa.

    Mantenersi aggiornati sulle ultime ricerche: partecipare a conferenze, seminari e corsi di formazione.

L'infermiere anestesista in una clinica del dolore è più di un semplice tecnico; è un avvocato, un educatore e spesso un pilastro di sostegno per i pazienti che cercano disperatamente sollievo. È essenziale che l'infermiere anestesista possieda non solo forti competenze cliniche, ma anche una capacità di empatia e di comprensione per servire al meglio questa popolazione di pazienti unica.

Tecniche avanzate gestione del dolore

Il dolore, sia esso acuto o cronico, può essere estremamente debilitante per i pazienti. La gestione avanzata del dolore è il culmine di decenni di ricerca, pratica clinica e innovazione tecnologica. Mira non solo a ridurre il dolore, ma anche a migliorare la qualità di vita dei pazienti.

1. Tecniche interventistiche:

    Neurostimolazione elettrica transcutanea (TENS): uso di correnti elettriche per modulare la percezione del dolore.

    Stimolazione del midollo spinale (SCS): impianto di elettrodi per bloccare la trasmissione del dolore.

Radiofrequenza pulsata: utilizzata per disattivare temporaneamente i nervi responsabili del dolore.

2. Approcci farmacologici avanzati:

Pompe analgesiche: pompe impiantabili per la somministrazione di analgesici direttamente nello spazio epidurale o intratecale.

Trattamenti mirati: utilizzo di farmaci specifici per determinati tipi di dolore, come il dolore neuropatico.

3. Terapie biologiche:

Plasma ricco di piastrine (PRP): viene utilizzato per trattare il dolore muscolo-scheletrico grazie alle proprietà rigenerative del sangue del paziente stesso.

Terapie cellulari: uso di cellule staminali per promuovere la guarigione e ridurre il dolore.

4. Approcci psicologici avanzati:

Terapia cognitivo-comportamentale (CBT): Aiuta i pazienti a capire e a gestire la loro reazione al dolore.

Biofeedback: addestramento dei pazienti a controllare alcune funzioni fisiologiche per gestire il dolore.

5. Tecniche di rilassamento e meditazione:

Meditazione Mindfulness: concentrarsi sul momento presente per ridurre la percezione del dolore.

Rilassamento muscolare progressivo: tendere e rilassare gradualmente i gruppi muscolari per alleviare il dolore.

6. Approcci complementari:

Agopuntura: l'inserimento di aghi sottili per stimolare punti specifici del corpo.

Terapia del freddo e del calore: utilizzare il calore e il freddo per ridurre l'infiammazione e alleviare il dolore.

Le tecniche avanzate di gestione del dolore richiedono una comprensione approfondita dei meccanismi del dolore e una formazione specialistica. Tuttavia, offrono nuove possibilità per trattare i pazienti che soffrono di dolore refrattario e migliorano notevolmente la loro qualità di vita.

Lavorare con altri specialisti nella gestione del dolore

La gestione del dolore è un campo complesso che spesso richiede un approccio multidisciplinare per fornire ai pazienti un'assistenza completa ed efficace. La collaborazione tra gli infermieri anestesisti e altri specialisti è essenziale per sviluppare e implementare piani di trattamento completi. Questa stretta collaborazione fornisce una visione olistica personalizzata per ogni paziente.

1. Reumatologi:
   Valutazione delle condizioni muscoloscheletriche: diagnosi e raccomandazioni per il dolore di origine ossea o articolare.
   Collaborazione nel trattamento: combinare terapie farmacologiche e non farmacologiche per una gestione ottimale.
2. Neurologi:
   Gestione del dolore neuropatico: comprendere i disturbi nervosi e proporre i trattamenti appropriati.
   Valutazione neurofisiologica: test approfonditi per localizzare e quantificare il danno nervoso.
3. Psichiatri e psicologi:
   Valutazione dell'impatto psicologico: capire come il dolore influisce sull'umore, sul sonno e sul benessere generale.
   Interventi terapeutici: terapie cognitivo-comportamentali, biofeedback e altre tecniche per gestire l'aspetto psicologico del dolore.
4. Fisioterapisti:
   Terapia fisica: esercizi e manipolazioni per migliorare la mobilità e ridurre il dolore.
   Educazione del paziente: consigli sulla postura, sul movimento e sulle attività quotidiane per prevenire il dolore ricorrente.

5. Farmacisti clinici:

Gestione dei farmaci: consigli sui farmaci analgesici, sulle loro interazioni e sugli effetti collaterali.

Terapie adiuvanti: Suggerimenti per agenti complementari per aumentare l'efficacia dei regimi analgesici.

6. Agopuntori:

Approccio tradizionale cinese: utilizzare l'agopuntura per ridurre il dolore e stimolare la guarigione.

Lavorare insieme per combinare le cure: integrare l'agopuntura in un piano di trattamento globale.

7. Nutrizionisti:

Impatto dell'alimentazione sul dolore: capire come la dieta può influenzare l'infiammazione e il dolore.

Piani alimentari: creazione di diete specifiche per aiutare a ridurre il dolore e promuovere la guarigione.

Lavorando a stretto contatto con questi specialisti, l'infermiera anestesista può offrire un'assistenza completa e personalizzata che va oltre l'anestesia per garantire una gestione ottimale del dolore per ogni paziente. Questa sinergia professionale consente una migliore comprensione delle esigenze del paziente, una comunicazione fluida e un'attuazione coerente dei piani di trattamento.

Capitolo 15

AMBIENTE E INFRASTRUTTURE SALA OPERATORIA

Progettazione e organizzazione ottimale di una sala anestesia

Una sala anestesia ben progettata è fondamentale non solo per l'efficienza del processo, ma soprattutto per la sicurezza del paziente. La disposizione, le attrezzature e le caratteristiche dell'ambiente devono essere studiate meticolosamente per garantire un'assistenza ottimale.

1. Pianificazione territoriale:
   Zona centrale: spazio per il paziente, facilmente accessibile da tutte le angolazioni.
   Spazio di circolazione: abbastanza ampio da consentire un facile movimento del personale medico, senza ostruzioni.
2. Illuminazione:
   Luce regolabile: intensità variabile per soddisfare le esigenze di procedure specifiche.
   Illuminazione di emergenza: in caso di interruzione di corrente, deve essere immediatamente disponibile.
3. Attrezzature per l'anestesia:
   Macchina per anestesia: posizionata per una facile visibilità e accessibilità.
   Aspirazione: funzionale, regolarmente testata e a portata di mano.
   Monitor: layout ergonomico per una lettura rapida dei parametri vitali.
4. Conservazione dei farmaci e dei materiali di consumo:
   Armadietti con serratura: per farmaci controllati e sostanze potenzialmente pericolose.
   Cassetti etichettati: organizzati in base alla frequenza di utilizzo e alla categoria di prodotti.
5. Gestione delle vie aeree:
   Stoccaggio dedicato: tutte le dimensioni di laringoscopi, maschere, tubi endotracheali e altri dispositivi di intubazione devono essere prontamente disponibili.

Aspirazione orale: pronta all'uso per rimuovere secrezioni o ostruzioni.
6. Sicurezza:
    Sistemi di allarme: funzionali e facilmente udibili.
    Sensori di ossigeno: per prevenire situazioni di ipossia.
    Estintori: posizionati strategicamente per affrontare potenziali incendi.
7. Comunicazioni:
    Sistemi di chiamata: per una comunicazione rapida con altri reparti o specialisti.
    Telefoni di emergenza: per accedere immediatamente ai servizi di emergenza.
8. Ergonomia e comfort:
    Sedie ergonomiche: per il personale, assicurano il comfort durante le procedure prolungate.
    Temperatura controllata: mantiene una temperatura ambiente adeguata per i pazienti e il personale.
9. Aree di lavaggio:
    Lavabi: con controlli non manuali per ridurre la contaminazione.
    Distributori di disinfettanti: facilmente accessibili per una rapida igiene delle mani.
10. Equipaggiamento di emergenza:
    Carrelli di emergenza: conservati con le attrezzature di rianimazione, chiaramente etichettati e controllati regolarmente.
    Defibrillatori: caricati e pronti all'uso.

Il design e l'organizzazione di una sala anestesia riflettono l'impegno per la sicurezza, la qualità dell'assistenza e l'efficienza. Ogni elemento, dalla disposizione dei mobili alla collocazione dei farmaci, deve essere attentamente pianificato per soddisfare le esigenze di situazioni impreviste e garantire un'assistenza ottimale al paziente in ogni fase.

Sicurezza ambientale
e protocolli di igiene

Nel mondo medico, e in particolare nella sala anestesia, i protocolli di sicurezza e igiene ambientale sono di estrema importanza. Questi svolgono un ruolo fondamentale non solo nella prevenzione delle infezioni, ma anche nel garantire un ambiente sicuro ed efficace per i pazienti e il personale.

1. Controllo delle infezioni:
   Disinfezione delle mani: incoraggiare il lavaggio frequente delle mani e l'uso di disinfettanti a base di alcol.
   Indossare indumenti protettivi: uso sistematico di camici, maschere, guanti e occhiali durante le procedure.
2. Manutenzione e pulizia delle apparecchiature:
   Protocolli di disinfezione: pulizia regolare delle macchine per anestesia, dei monitor e di altre apparecchiature con disinfettanti appropriati.
   Manutenzione regolare: garantire il corretto funzionamento delle apparecchiature per evitare malfunzionamenti imprevisti.
3. Gestione dei rifiuti medici:
   Separazione dei rifiuti: bidoni separati per i rifiuti biomedici, gli oggetti taglienti e i rifiuti generici.
   Smaltimento sicuro: seguire i protocolli locali e nazionali per uno smaltimento corretto.
4. Qualità dell'aria e ventilazione:
   Filtri HEPA: installazione di sistemi di ventilazione con filtri HEPA per eliminare le particelle fini e i contaminanti.
   Monitoraggio della qualità dell'aria: utilizzo di rilevatori per monitorare i livelli di ossigeno e prevenire le perdite di anestetici gassosi.

5. Sicurezza dei pavimenti e delle superfici:

Pulizia frequente: Utilizzi soluzioni disinfettanti per evitare la contaminazione incrociata.

Antiscivolo: mantiene i pavimenti asciutti per evitare cadute.

6. Gestione dell'esposizione agli anestetici:

Evitare le perdite: controlli regolari dei collegamenti e delle guarnizioni delle macchine per anestesia.

Ventilazione adeguata: evitare concentrazioni di anestetici gassosi nell'aria.

7. Conservazione sicura dei farmaci:

Armadietti con serratura: conservi i farmaci, in particolare quelli controllati, in luoghi sicuri e accessibili solo al personale autorizzato.

Organizzazione chiara: etichettare e organizzare i farmaci per evitare errori di medicazione.

8. Formazione e sensibilizzazione:

Sessioni di formazione: organizzare sessioni di formazione regolari per il personale sui protocolli di salute e sicurezza.

Aggiornamenti sulle migliori pratiche: garantire che il personale sia al corrente delle ultime raccomandazioni in materia di salute e sicurezza.

I protocolli di sicurezza e igiene ambientale non sono solo procedure, ma un impegno per il benessere dei pazienti e del personale. In un ambiente cruciale come la sala anestesia, ogni dettaglio conta e l'attuazione rigorosa di questi protocolli è essenziale per garantire la migliore assistenza possibile.

Gestione delle risorse e forniture

La sala anestesia è uno dei pilastri di una struttura medica. È essenziale per molte procedure chirurgiche, sia di emergenza che programmate. Una gestione efficiente delle risorse e delle forniture è fondamentale, non solo per garantire la sicurezza del paziente, ma anche per assicurare che le operazioni si svolgano senza intoppi. Dalle attrezzature tecniche ai farmaci essenziali, ogni elemento deve essere gestito con attenzione.

1. Inventario dei farmaci:

   Monitoraggio regolare: mantenere un inventario accurato dei farmaci disponibili e delle loro date di scadenza.

   Ordini proattivi: previsione dei fabbisogni futuri in base agli interventi chirurgici programmati e al consumo abituale.

2. Manutenzione dell'attrezzatura:

   Programma di manutenzione: stabilisca un programma di manutenzione regolare per ogni apparecchiatura.

   Riparazioni rapide: una rete di tecnici qualificati pronti a intervenire rapidamente in caso di malfunzionamento.

3. Conservazione appropriata:

   Aree di stoccaggio definite: assegnare aree specifiche per i farmaci, le attrezzature e altre forniture.

   Condizioni ottimali: si assicuri che i farmaci e le attrezzature siano conservati in condizioni ideali per preservarne l'efficacia.

4. Gestione dei rifiuti:

   Smaltimento sicuro: seguire i protocolli per il corretto smaltimento dei rifiuti medici.

   Riduzione degli sprechi: trovare il modo di ottimizzare l'uso delle risorse per ridurre al minimo gli sprechi.

5. Formazione continua:

   Formazione sulle nuove apparecchiature: garantire che il personale sia formato all'uso delle apparecchiature più recenti.

   Workshop sui protocolli: organizzare sessioni per informare il personale sugli aggiornamenti dei protocolli o sull'arrivo di nuovi farmaci.

6. Lavorare con i fornitori:

Partnership forti: stabilire buoni rapporti con fornitori affidabili per garantire una fornitura costante.

Negoziazioni strategiche: lavorare su contratti vantaggiosi, tenendo conto delle esigenze a lungo termine della struttura.

7. Preparazione alle emergenze:

Scorte di emergenza: mantenere una riserva di farmaci e attrezzature per far fronte a situazioni impreviste.

Piani d'azione: disporre di protocolli chiari per rispondere rapidamente in caso di carenze improvvise o altre crisi.

Gestire efficacemente le risorse e le forniture della sala anestesia è un delicato equilibrio tra anticipazione e reattività. La natura imprevedibile della medicina significa che tutto deve essere al suo posto, in ogni momento, per soddisfare le esigenze dei pazienti. Una gestione rigorosa non è quindi solo una questione di logistica, ma anche una garanzia di fiducia per i pazienti e per l'intero team medico.

Capitolo 16

LE SFIDE DELLA FORMAZIONE IN ANESTESIA

Sviluppo di programmi di formazione e certificazione

La professione di infermiera anestesista è al centro dell'assistenza al paziente prima, durante e dopo l'intervento chirurgico. Richiede un alto livello di competenza, di giudizio clinico e di abilità interpersonali. Nel corso del tempo, i cambiamenti nelle tecniche mediche, nelle tecnologie e nelle esigenze dei pazienti hanno portato i programmi di formazione e certificazione ad adattarsi e a modernizzarsi.

1. La nascita della specializzazione:

   L'emergere del ruolo: come e perché è nato il ruolo di infermiere anestesista.

   I primi programmi: l'importanza di formalizzare la formazione per garantire la qualità dell'assistenza.

2. Sviluppi tecnici e tecnologici:

   Incorporazione della tecnologia: l'integrazione dei progressi tecnologici nel curriculum.

   Specializzazioni nell'ambito dell'anestesia: formazione in tecniche specifiche come l'anestesia pediatrica, l'anestesia cardiotoracica, ecc.

3. La certificazione come garanzia di qualità:

   L'importanza della certificazione: perché la certificazione è essenziale per gli infermieri anestesisti?

   Recenti sviluppi nei criteri di certificazione: come l'asticella è stata continuamente alzata per garantire un'eccellente qualità delle cure.

4. Approccio olistico alla formazione:

   Oltre la tecnica: l'importanza della comunicazione, dell'etica e della psicologia nella formazione.

   La simulazione come strumento didattico: come la simulazione ha rivoluzionato la formazione, fornendo un'esperienza pratica senza rischi per i pazienti.

5. Sfide e adattamenti contemporanei:

   Specializzazione vs. versatilità: come i programmi di formazione si adattano alle mutate esigenze dell'ambiente medico.

   Integrazione continua di ricerche recenti: Garantire che la formazione sia sempre all'avanguardia delle conoscenze attuali.

6. Visione e scambi internazionali:

   Confronti globali: come variano i programmi di formazione nel mondo?

   Opportunità di scambio e formazione all'estero: l'importanza della diversità di esperienze nella formazione.

7. Il futuro della formazione e della certificazione:

   Adattarsi ai progressi tecnologici: anticipare l'integrazione di nuove tecnologie, come l'intelligenza artificiale, nel campo.

   Aggiornamento continuo dei programmi: l'importanza di una rivalutazione e di un adattamento costanti per rimanere pertinenti ed efficaci.

L'evoluzione dei programmi di formazione e certificazione per gli infermieri anestesisti riflette i progressi e le sfide del mondo medico moderno. Rimanendo all'avanguardia della formazione medica, questi programmi assicurano che gli infermieri anestesisti siano non solo competenti, ma anche leader nel loro campo, pronti ad offrire la migliore assistenza possibile ai loro pazienti.

L'importanza delle competenze aspetti non tecnici della formazione

L'anestesia, come molti campi medici, è spesso vista attraverso il prisma delle competenze tecniche, come la capacità di intubare un paziente o di somministrare correttamente i farmaci. Tuttavia, per essere veramente efficaci nel loro ruolo, gli infermieri anestesisti devono anche padroneggiare una serie di competenze non tecniche. Queste competenze, spesso sottovalutate, sono essenziali per garantire la sicurezza del paziente, migliorare i risultati clinici e rafforzare la collaborazione all'interno dei team medici.

1. Comunicazione efficace:

   L'importanza dell'ascolto: come l'ascolto attivo può prevenire gli errori medici e facilitare la cura del paziente.

   Comunicazione con l'équipe: collaborare con chirurghi, infermieri e altri professionisti per garantire un'assistenza regolare.

2. Processo decisionale sotto pressione:

   Giudizio clinico: la capacità di valutare rapidamente una situazione e di prendere decisioni informate.

   Gestire l'incertezza: come orientarsi in situazioni in cui tutte le informazioni non sono disponibili o sono ambigue.

3. Gestione dello stress e della fatica:

   Riconoscere i propri limiti: l'importanza di sapere quando fare una pausa o chiedere aiuto.

   Tecniche di rilassamento e resilienza: strategie per mantenere la calma e la concentrazione, anche nelle situazioni più tese.

4. Lavoro di squadra e leadership:

   Creare una cultura positiva: promuovere un ambiente in cui ogni membro del team si senta valorizzato e ascoltato.

   Risoluzione dei conflitti: tecniche per risolvere i disaccordi in modo costruttivo.

5. Consapevolezza della situazione:

   Anticipazione dei problemi: la capacità di prevedere le sfide potenziali prima che si presentino.

   Mantenere una visione globale: non perdersi nei dettagli, mantenendo una visione d'insieme della situazione.

6. Gestione del tempo e delle priorità:
   Organizzazione in un ambiente dinamico: come gestire diversi compiti contemporaneamente senza compromettere la qualità dell'assistenza.
   Delega efficace: sapere quando e come delegare determinate responsabilità.
7. Empatia e assistenza centrata sul paziente:
   Comprendere le esigenze e le paure del paziente: l'importanza di vedere il paziente come una persona intera, e non solo come una malattia o una procedura.
   Promuovere la dignità e il rispetto: garantire che ogni paziente sia trattato con il rispetto e la dignità che merita.

Le soft skills sono una parte cruciale della formazione degli infermieri anestesisti. Combinando queste competenze con una solida formazione tecnica, gli infermieri anestesisti possono fornire un'assistenza completa, empatica e di alta qualità, garantendo la sicurezza e il benessere dei pazienti.

Supervisione, tutoraggio e trasferimento di conoscenze

1. Supervisione: garantire la qualità dell'assistenza
   Gli obiettivi della supervisione: garantire la sicurezza del paziente, rafforzare le competenze dei novizi e incoraggiare la riflessione clinica continua.
   Metodi di supervisione: dall'osservazione diretta alla revisione dei casi, come gli infermieri senior supervisionano efficacemente gli infermieri junior.
2. Mentoring: ispirare e guidare la prossima generazione.
   Il ruolo del mentore: essere un consigliere, una guida, un insegnante e talvolta un confidente.
   Il rapporto mentore-allievo: Costruire un rapporto di fiducia, stabilire dei limiti e definire obiettivi chiari per la crescita professionale.

3. Trasferimento della conoscenza: dalla teoria alla pratica

Metodi di insegnamento in anestesia: dalla simulazione ai casi reali, come insegnare in modo efficace in un ambiente clinico dinamico.

Le sfide dell'insegnamento: superare le barriere come la mancanza di tempo o le differenze generazionali per garantire una trasmissione efficace delle conoscenze.

4. Coltivare un ambiente di apprendimento continuo

La cultura della curiosità: incoraggiare un atteggiamento di apprendimento permanente, in cui ogni esperienza, buona o cattiva, è vista come un'opportunità per imparare.

Feedback costruttivo: imparare a dare e ricevere critiche costruttive per incoraggiare il miglioramento continuo.

5. Valutare e adattare i metodi di formazione

Misurare l'efficacia: utilizzare valutazioni regolari per garantire che il trasferimento di conoscenze sia efficace e pertinente.

Innovare l'insegnamento: esplorare nuovi metodi e tecnologie per migliorare l'insegnamento in anestesia.

La supervisione, il tutoraggio e il trasferimento di conoscenze non sono solo strumenti per formare la prossima generazione di infermieri anestesisti. Sono anche i mezzi con cui la professione si rinnova, si adatta e si rafforza. Investendo tempo e risorse in questi processi, gli infermieri anestesisti non solo garantiscono un'assistenza di qualità per i pazienti di oggi, ma anche per quelli di domani.

Capitolo 17

ANESTESIA AMBULATORIALE

Principi e vantaggi anestesia ambulatoriale

L'anestesia ambulatoriale, nota anche come anestesia ambulatoriale o anestesia in day hospital, si riferisce alle procedure chirurgiche in cui il paziente viene ricoverato, operato e dimesso a casa il giorno stesso dell'intervento, senza la necessità di un pernottamento in ospedale. Grazie ai progressi della tecnologia e al miglioramento dei metodi anestetici, sempre più operazioni vengono effettuate in questo modo. Vediamo più da vicino i principi che guidano questa pratica e i suoi numerosi vantaggi.

1. Principi di anestesia ambulatoriale
   Selezione adeguata dei pazienti: non tutti i pazienti sono adatti alla chirurgia ambulatoriale. I criteri di inclusione e di esclusione sono essenziali per garantire la sicurezza del paziente.
   Pianificazione e coordinamento meticolosi: dalla preparazione preoperatoria alla pianificazione della dimissione, tutto deve essere organizzato meticolosamente.
   Tecniche anestetiche specifiche: l'uso di anestetici a breve durata d'azione, di tecniche regionali e di analgesici per ridurre al minimo gli effetti collaterali e facilitare un recupero rapido.
2. Benefici per i pazienti
   Comfort e familiarità: i pazienti possono recuperare nel comfort della propria casa, circondati dai propri cari.
   Recupero potenzialmente più rapido: un ambiente familiare e la riduzione dello stress di non dover essere ricoverato in ospedale possono favorire un recupero più rapido.
   Riduzione del rischio di infezioni nosocomiali: evitando il pernottamento in ospedale, il rischio di

esposizione ad agenti infettivi nosocomiali è ridotto al minimo.

3. Benefici economici

Riduzione dei costi: meno tempo trascorso in ospedale significa riduzione dei costi per le strutture sanitarie e, potenzialmente, per i pazienti.

Aumento della produttività: gli ospedali possono trattare più pazienti in chirurgia ambulatoriale che in chirurgia ospedaliera.

4. Implicazioni per il team medico

Cambiamento delle dinamiche: la preparazione, la risposta e il recupero rapidi richiedono una maggiore coordinazione e comunicazione da parte del team.

Soddisfazione lavorativa: molti trovano gratificante aiutare i pazienti a riprendersi rapidamente e a tornare a casa il giorno stesso.

L'anestesia ambulatoriale ha rivoluzionato il modo di concepire la chirurgia e l'anestesia. Rappresenta un notevole progresso nell'erogazione di cure centrate sul paziente, offrendo al contempo notevoli vantaggi economici al sistema sanitario. Tuttavia, è fondamentale garantire che, pur raccogliendo i benefici di questo approccio, la sicurezza e il benessere del paziente rimangano in primo piano.

Selezione e preparazione del paziente

I processi di selezione del paziente e di preparazione preoperatoria sono fasi cruciali del percorso chirurgico. Queste fasi non solo determinano se un paziente è idoneo per un intervento, ma pongono anche le basi per un'operazione sicura ed efficace. L'armonizzazione di queste fasi è fondamentale per ottimizzare i risultati e minimizzare i rischi.

1. Criteri di selezione: chi è il candidato giusto?

Stato di salute generale: è necessario valutare l'anamnesi del paziente, le malattie croniche e lo stato di salute attuale. Condizioni come le malattie cardiache, respiratorie o renali possono influenzare la decisione.

Natura dell'intervento: non tutti gli interventi chirurgici sono adatti a tutti i pazienti. La complessità, la durata dell'intervento e la previsione del dolore post-operatorio sono tutti fattori da considerare.

Anamnesi anestetica: occorre annotare precedenti reazioni all'anestesia, come nausea o reazioni allergiche.

Valutazione psicologica: la capacità del paziente di comprendere e seguire le istruzioni post-operatorie, nonché il suo livello di comfort e di ansia per l'operazione.

2. Preparazione preoperatoria: assicurarsi che tutto sia in ordine.

Consultazioni mediche: le consultazioni con gli specialisti possono essere necessarie per i pazienti con co-morbilità. Ad esempio, un cardiologo per un paziente con una storia di cardiopatia.

Esami di laboratorio: possono essere necessari esami del sangue, esami delle urine, radiografie o altre indagini per ottenere un quadro chiaro delle condizioni del paziente.

Digiuno: ai pazienti viene generalmente chiesto di digiunare per un certo numero di ore prima dell'intervento, per evitare complicazioni durante l'anestesia.

Farmaci: alcuni farmaci devono essere sospesi o modificati prima dell'intervento, mentre altri devono essere assunti con un sorso d'acqua.

Educazione del paziente: informare il paziente su cosa aspettarsi prima, durante e dopo l'intervento. Questo può includere informazioni sul dolore, sulla mobilità e sull'assistenza post-operatoria.

Un'attenta selezione e preparazione del paziente non sono semplici formalità, ma piuttosto la prima linea di difesa contro le complicazioni e gli esiti avversi. Una comunicazione aperta e trasparente tra il paziente, l'infermiere anestesista e l'équipe chirurgica è essenziale per garantire un'assistenza ottimale.

Gestione post-operatoria e follow-up

La fase post-operatoria è altrettanto cruciale di quella pre-operatoria. Mentre l'intervento chirurgico è l'atto centrale, il periodo post-operatorio è quello in cui il paziente sente realmente l'impatto dell'operazione. Si tratta di una fase delicata in cui l'accento è posto sul monitoraggio, sulla gestione del dolore, sulla prevenzione delle complicazioni e sulla promozione di un recupero rapido e completo.

1. Monitoraggio post-operatorio iniziale
    Sala di recupero: le prime ore dopo l'anestesia sono fondamentali. I parametri vitali del paziente vengono monitorati attentamente, così come la sua capacità di riprendere conoscenza e di respirare in modo indipendente.
    Valutazione delle funzioni vitali: monitoraggio continuo della pressione sanguigna, della frequenza cardiaca, della saturazione di ossigeno e della temperatura per rilevare eventuali anomalie.
    Recupero dall'anestesia: valutare la chiarezza mentale del paziente e la sua capacità di rispondere agli stimoli.
2. Gestione del dolore
    Valutazione regolare del dolore: utilizzo di scale del dolore per quantificare come si sente il paziente.
    Somministrazione di analgesici: i farmaci possono andare dal paracetamolo agli oppioidi, a seconda dell'intensità del dolore.

Tecniche non mediche: incoraggiamento alla mobilizzazione precoce, applicazione di ghiaccio o utilizzo di tecniche di rilassamento.

3. Prevenire le complicazioni

Mobilitazione precoce: aiuta a prevenire complicazioni come la trombosi venosa profonda o la polmonite post-operatoria.

Cura della ferita: ispezione regolare della ferita chirurgica per rilevare qualsiasi segno di infezione o complicazione.

Idratazione e nutrizione: incoraggiare i pazienti a mangiare e bere come raccomandato per promuovere la guarigione.

4. Educazione del paziente e della famiglia

Istruzioni post-operatorie: informare il paziente sull'assistenza a casa, sui farmaci da assumere, sui segnali di pericolo a cui prestare attenzione e sulla ripresa delle attività.

Appuntamenti di follow-up: programmare consultazioni post-operatorie per valutare il recupero e affrontare eventuali preoccupazioni del paziente.

5. Trasferimento in unità specializzate o dimissione

Criteri di dimissione: assicurarsi che il paziente sia stabile, in grado di gestire il dolore e che comprenda tutte le istruzioni prima di lasciare l'ospedale.

Riabilitazione e fisioterapia: per alcuni interventi chirurgici, la riabilitazione è essenziale per recuperare la mobilità e la funzionalità.

La gestione post-operatoria non è un compito isolato, ma una collaborazione continua tra il paziente, l'infermiera anestesista e l'intero team medico. Un'attenzione attenta, una comunicazione chiara e un'assistenza personalizzata sono le chiavi per un recupero di successo.

Capitolo 18

PROBLEMI PSICOLOGICI IN ANESTESIA

Ansia pre-operatoria :
comprendere e rassicurare il paziente

L'approccio a un intervento chirurgico, anche se di lieve entità, può essere fonte di preoccupazione, dubbio e ansia per molti pazienti. L'ignoto, la paura del dolore, il timore di complicazioni o anche la semplice idea di essere addormentati possono essere fonti di ansia. Per un infermiere anestesista, è fondamentale comprendere quest'ansia per offrire un supporto adeguato e garantire il benessere del paziente in ogni fase dell'operazione.

1. Riconoscere i segni dell'ansia
   Sintomi fisici: tremore, sudorazione, palpitazioni, nausea o vertigini.
   Sintomi emotivi: irritabilità, pianto, ritiro o espressione di paure irrazionali.
   Sintomi comportamentali: domande ripetute, rifiuto di collaborare o riluttanza a seguire le istruzioni.
2. Cause comuni di ansia preoperatoria
   Paura dell'ignoto: non sapere cosa aspettarsi durante e dopo l'intervento.
   Paure sull'anestesia: paura di non svegliarsi, di svegliarsi durante l'operazione o di possibili complicazioni.
   Preoccupazione per l'esito: paura di risultati scadenti, di complicazioni o di una lunga convalescenza.
   Preoccupazioni personali: preoccupazioni per la famiglia, il lavoro o altre responsabilità durante il periodo di convalescenza.
3. Strategie per rassicurare il paziente
   Comunicazione aperta: incoraggiare i pazienti a esprimere le loro preoccupazioni e rispondere a tutte le loro domande in modo chiaro e onesto.
   Educazione preoperatoria: informare il paziente sull'operazione, sui protocolli anestetici e sul

processo di recupero. La familiarità può ridurre la paura dell'ignoto.

Interventi di rilassamento: tecniche di respirazione profonda, visualizzazione o anche ascolto di musica rilassante.

Supporto emotivo: fornire una presenza rassicurante, permettere a un parente di essere presente, o suggerire una consultazione con uno psicologo o un consulente.

4. Implicazioni per il personale medico

Formazione continua: si assicuri che tutto il personale sia formato per riconoscere e gestire l'ansia pre-operatoria.

Collaborazione interdisciplinare: lavorare con gli altri membri del team chirurgico per garantire una gestione olistica dell'ansia del paziente.

Comprendere e trattare l'ansia pre-operatoria non solo giova al benessere emotivo del paziente, ma può anche avere implicazioni positive sui risultati clinici. Un paziente calmo e informato è più propenso a collaborare, a seguire le istruzioni post-operatorie e può persino sperimentare un recupero più rapido. L'empatia, la pazienza e la comunicazione aperta sono le chiavi per superare con successo questi momenti delicati.

Sostenere i pazienti dopo un'esperienza traumatica

Assistere o subire un intervento chirurgico che non è andato come previsto, o affrontare complicazioni impreviste, può essere traumatico per il paziente. In questi momenti, la capacità dell'infermiere anestesista di fornire un supporto emotivo e psicologico è essenziale per aiutare il paziente a recuperare non solo fisicamente, ma anche emotivamente.

1. Riconoscimento e convalida

Ascolto attivo: offrire ai pazienti uno spazio sicuro per condividere i loro sentimenti e le loro preoccupazioni.

Convalida: riconoscere i sentimenti del paziente senza giudicarlo. È essenziale non minimizzare la loro esperienza.

2. Informazioni chiare e oneste

Spiegare la situazione: fornire informazioni dettagliate su ciò che è accaduto, sul perché è accaduto e sulle misure adottate per porvi rimedio.

Piano d'azione: discutere i passi successivi per l'assistenza medica e il recupero.

3. Supporto psicologico

Rinvio a professionisti: suggerire un consulto con uno psicologo o un terapeuta specializzato in traumi.

Gruppi di sostegno: informare i pazienti dell'esistenza di gruppi di sostegno per coloro che hanno subito esperienze mediche traumatiche.

4. Monitoraggio regolare

Appuntamenti di follow-up: follow-up regolare per valutare il recupero fisico ed emotivo del paziente.

Valutazione continua: monitoraggio dei segni di stress post-traumatico o di altri disturbi legati al trauma.

5. Autocura per il professionista medico

Supervisione: cerchi opportunità di supervisione o di consulenza per affrontare i sentimenti personali in seguito a incidenti medici traumatici.

Pratiche di benessere: impegnarsi in attività di rilassamento e di riduzione dello stress per prevenire il burnout.

6. Prevenzione e apprendimento

Analisi dell'incidente: valutare cosa è andato storto e identificare le opportunità di miglioramento per prevenire incidenti futuri.

Formazione continua: partecipazione a corsi di formazione e workshop per migliorare le competenze cliniche e le tecniche di comunicazione.

Sostenere i pazienti dopo un'esperienza traumatica richiede un approccio olistico, incentrato sul paziente, che tenga conto non solo delle loro esigenze fisiche, ma anche del loro benessere emotivo e psicologico. Una comunicazione aperta, un ascolto empatico e la disponibilità a fornire le risorse necessarie sono essenziali per aiutare i pazienti a guarire dopo tali esperienze.

Il ruolo del supporto psicologico per gli anestesisti

Nel mondo medico, e in particolare nei team di anestesia, lo stress, la pressione e gli alti livelli di responsabilità sono onnipresenti. Questi professionisti, che sono in prima linea quando si presentano situazioni critiche, devono affrontare una grande pressione emotiva. Il supporto psicologico gioca un ruolo fondamentale nel garantire il loro benessere e la loro efficienza.

1. Riconoscere il peso emotivo
   Esposizione quotidiana: comprendere che gli infermieri anestesisti sono esposti quotidianamente a situazioni di vita e di morte e che possono essere colpiti in qualsiasi momento.
   Impatto sul benessere: Le emozioni non trattate possono portare a burnout, depressione o altri problemi di salute mentale.
2. Aree per il debriefing
   Debriefing post-operatorio: offrire opportunità regolari di discussione e condivisione dopo operazioni complesse o stressanti.
   Gruppo di discussione: creare un ambiente sicuro in cui i colleghi possano condividere e discutere le loro emozioni.

3. Supporto professionale

Consultazioni psicologiche: i professionisti sono disponibili per consultazioni individuali.

Formazione specifica: organizzare una formazione sulla gestione dello stress, sulla resilienza o sulla comunicazione in situazioni di crisi.

4. Strategie di prevenzione

Riconoscere i segnali d'allarme: formare il personale a riconoscere i primi segnali di burnout o di disagio psicologico in se stessi e nei colleghi.

Equilibrio vita-lavoro: incoraggiare una buona gestione del tempo e valorizzare le pause e le vacanze.

5. Costruire una cultura di supporto

Comunicazione aperta: valorizzare una cultura in cui il personale si senta libero di condividere le proprie preoccupazioni senza temere di essere giudicato.

Riconoscimento e apprezzamento: celebrare i successi e riconoscere l'importanza del lavoro di tutti.

6. Ricerca e sviluppo

Studi e pubblicazioni: incoraggiare gli studi sulla salute mentale dei professionisti dell'anestesia per comprendere meglio e anticipare le loro esigenze.

Integrare le scoperte: Applicare nuove conoscenze e tecniche per migliorare il benessere sul lavoro.

Assicurare il benessere psicologico del personale anestesiologico non è semplicemente una questione di cura, ma è una necessità per garantire un'assistenza ottimale al paziente. Un team mentalmente sano e supportato è un team efficiente ed empatico, pronto ad affrontare le sfide della vita quotidiana.

Capitolo 19

COMPLEMENTARIETÀ TRA ANESTESIA E TERAPIA INTENSIVA

Principi di base della rianimazione

La rianimazione è l'insieme delle tecniche mediche volte a mantenere o ripristinare le funzioni vitali di un individuo. I principi di base della rianimazione sono essenziali per chiunque lavori nel settore medico, poiché spesso si trovano ad affrontare situazioni in cui ogni secondo è importante.

1. Valutazione iniziale
   Valutazione della scena: assicurarsi che l'ambiente sia sicuro per il rianimatore e il paziente.
   ABCD della rianimazione:
      Vie aeree: si assicuri che le vie aeree siano libere.
      Respirazione: controlli la respirazione e, se necessario, assista o sostituisca questa funzione.
      Circolazione: controllare il polso e, se necessario, avviare il massaggio cardiaco.
      Defibrillazione: utilizzare un defibrillatore se il paziente è in arresto cardiaco a causa di determinate aritmie.
2. Supporto avanzato delle vie aeree
   Intubazione tracheale: inserire un tubo nella trachea per fissare le vie aeree.
   Ventilazione meccanica: utilizzo di un dispositivo per assistere o sostituire la respirazione del paziente.
3. Supporto emodinamico
   Accesso vascolare: stabilire un accesso rapido al flusso sanguigno per somministrare farmaci o liquidi.
   Farmaci vasoattivi: Utilizzi farmaci per favorire la pressione sanguigna e la funzione cardiaca.
4. Monitoraggio
   Elettrocardiografia: monitoraggio dell'attività elettrica del cuore.

Pulsossimetria: misura la saturazione di ossigeno nel sangue.

Capnografia: misurazione della CO_2 espirata per valutare la ventilazione.

5. Terapie specifiche

Trombolisi: dissoluzione di un coagulo che blocca un vaso sanguigno.

Ipotermia terapeutica: raffreddare il corpo per proteggere il cervello dopo un arresto cardiaco.

6. Post-rianimazione

Stabilizzazione: assicurarsi che il paziente sia stabile dopo la rianimazione.

Terapia intensiva: trasferire il paziente in un'unità specializzata per un attento monitoraggio e un trattamento continuo.

7. Etica e processo decisionale

Consenso e autonomia del paziente: rispettare i desideri dei pazienti in termini di assistenza.

Limitare e interrompere il trattamento: riconoscere quando è nell'interesse del paziente non iniziare o interrompere un intervento.

La terapia intensiva è una disciplina medica che richiede una formazione approfondita, un processo decisionale rapido e uno stretto coordinamento tra i membri del team. Sebbene sia spesso associata a situazioni di emergenza, fa anche parte di un approccio globale alla cura, al supporto e al rispetto della dignità del paziente.

Trasferimento del paziente dalla sala operatoria all'unità di terapia intensiva

Il trasferimento di un paziente dalla sala operatoria all'unità di terapia intensiva è una fase cruciale che richiede un'organizzazione meticolosa, una comunicazione efficace e una gestione multidisciplinare per garantire la sicurezza e il benessere del paziente. Questo è un momento in cui il paziente è particolarmente vulnerabile a causa dei recenti interventi chirurgici e anestetici.

1. Preparazione pre-trasferimento
   Valutazione clinica: assicurarsi che il paziente sia stabile dal punto di vista cardiopolmonare ed emodinamico.
   Comunicazione: informare il team di terapia intensiva dell'imminente arrivo del paziente e dei dettagli relativi all'intervento chirurgico e all'anestesia.
   Preparazione dell'attrezzatura: si assicuri che tutta l'attrezzatura di supporto vitale (come i respiratori) funzioni correttamente e sia pronta per l'uso.
2. Il processo di trasferimento
   Coordinamento: determinare chi sarà responsabile del paziente durante il trasferimento (di solito l'infermiera o il medico anestesista).
   Sicurezza: si assicuri che il paziente sia fissato saldamente sulla barella e che tutti i tubi, i cateteri e i fili siano fissati correttamente.
   Monitoraggio: continuare a monitorare le funzioni vitali del paziente durante il trasferimento.
3. All'arrivo nel reparto di terapia intensiva
   Trasmissione di informazioni: fornire un rapporto dettagliato al personale della terapia intensiva sulle condizioni attuali del paziente, sui dettagli della procedura, sui farmaci somministrati e su qualsiasi altra informazione rilevante.
   Collegamento ai dispositivi medici: collega rapidamente il paziente alle apparecchiature dell'unità, come il monitor cardiaco, il respiratore, ecc.
   Valutazione iniziale: il team di terapia intensiva deve valutare immediatamente il paziente per assicurarsi che sia stabile e che vengano soddisfatte tutte le esigenze urgenti.

4. Follow-up

Documentazione: documentare tutti i dettagli del trasferimento, compresi i tempi, le persone coinvolte ed eventuali incidenti o cambiamenti nelle condizioni del paziente.

Comunicazione continua: mantenere una comunicazione aperta tra la sala operatoria e l'unità di terapia intensiva per qualsiasi aggiornamento o modifica delle condizioni del paziente.

L'immediato periodo post-operatorio può essere uno dei più critici per un paziente. Un trasferimento ben organizzato ed efficiente tra la sala operatoria e l'unità di terapia intensiva è essenziale per garantire la continuità delle cure e ottimizzare i risultati del paziente. Ciò richiede una stretta collaborazione tra anestesisti, chirurghi, infermieri e il team di terapia intensiva.

Collaborazione tra infermieri anestesisti e medici di terapia intensiva

L'assistenza medica ottimale per i pazienti, prima, durante e dopo l'intervento, è il risultato di una stretta collaborazione tra diversi specialisti. Tra questi, l'infermiere anestesista e il medico di terapia intensiva svolgono un ruolo chiave. Insieme, lavorano per garantire la sicurezza e il comfort del paziente, ottimizzando il suo stato fisiologico.

1. Ruoli complementari

Valutazione pre-operatoria: l'infermiera anestesista è spesso coinvolta nella valutazione iniziale del paziente, prendendo l'anamnesi e i farmaci e identificando eventuali problemi. Il rianimatore porta avanti questa valutazione, concentrandosi in particolare sugli aspetti più complessi delle co-morbilità del paziente.

Pianificazione anestetica: mentre l'infermiera anestesista può proporre un piano anestetico, il medico di terapia intensiva convalida, regola e supervisiona la sua attuazione, tenendo conto delle implicazioni per il periodo post-operatorio.

2. Lavoro di squadra in sala operatoria

Induzione e mantenimento dell'anestesia: l'infermiera anestesista è spesso responsabile della somministrazione dei farmaci anestetici e del monitoraggio dei segni vitali, sotto la supervisione e la guida del medico rianimatore.

Gestione delle complicazioni: in caso di complicazioni, l'infermiera anestesista e il medico di terapia intensiva collaborano per stabilizzare rapidamente il paziente.

3. Periodo post-operatorio

Trasferimento all'unità di terapia intensiva (ICU): questa fase è cruciale e spesso coinvolge sia l'infermiera anestesista, che ha monitorato il paziente in sala operatoria, sia il medico di rianimazione, che si occuperà del paziente in ICU.

Follow-up in terapia intensiva: mentre l'infermiera anestesista può fornire un follow-up iniziale, il medico di rianimazione si occuperà della gestione post-operatoria, occupandosi del dolore, della respirazione e del recupero generale del paziente.

4. Comunicazione e formazione

Scambi regolari: incontri regolari tra i due professionisti consentono di discutere casi complessi, di mettere a punto i protocolli e di garantire una collaborazione ottimale.

Formazione continua: i corsi di formazione congiunti sono utili per rafforzare la sinergia, condividere le conoscenze e rimanere all'avanguardia dei progressi medici.

La collaborazione tra l'infermiera anestesista e il medico di terapia intensiva è fondamentale per garantire il buon funzionamento delle operazioni e la sicurezza dei pazienti. Questa partnership deve basarsi sul rispetto, sulla fiducia e sulla comunicazione, per garantire un'assistenza olistica ed efficace al paziente.

Capitolo 20

FARMACI IN ANESTESIA: NOVITÀ E PROSPETTIVE

Nuovi agenti anestetici sul mercato

L'anestesia è una specialità medica in costante evoluzione, e la ricerca farmaceutica è continuamente rivolta allo sviluppo di agenti anestetici più sicuri, più efficaci e meglio tollerati dai pazienti. Ecco una panoramica dei recenti sviluppi e degli agenti emergenti nel campo dell'anestesia. Si noti che questa panoramica si basa sulle mie conoscenze fino a gennaio 2022, ed è fondamentale consultare le risorse attuali per ottenere informazioni aggiornate.

1. Inalatori per anestesia
Si stanno sviluppando nuovi inalatori per offrire un recupero più rapido, meno effetti collaterali e un'impronta ambientale più ridotta.

Desflurano, Sevoflurano, Isoflurano: sebbene questi agenti non siano di per sé nuovi, si stanno facendo progressi per migliorare la loro somministrazione e minimizzare il loro impatto sull'ambiente.

2. Agenti per via endovenosa

Remimazolam: una benzodiazepina ad azione ultrarapida con il vantaggio di un'emivita breve e di una rapida eliminazione, che potrebbe portare a un risveglio più rapido.

Dexmedetomidina: un sedativo che agisce sui recettori adrenergici alfa-2, fornendo sedazione senza depressione respiratoria.

3. Blocchi nervosi locali

Nuovi liposomi: la ricerca è finalizzata allo sviluppo di preparazioni liposomiali di farmaci come la bupivacaina, che consentono un rilascio prolungato e quindi un'analgesia più duratura senza la necessità di infusioni continue.

4. Agenti non oppioidi per la gestione del dolore

Tapentadolo: agendo sia come agonista oppioide che come inibitore della ricaptazione della noradrenalina, offre un'opzione per il dolore sia acuto che cronico.

Agenti che mirano ai recettori NMDA: agenti come il ketafol (una combinazione di ketamina e propofol) sono in fase di studio per il loro potenziale analgesico.

5. Considerazioni ambientali

La ricerca si sta concentrando anche sulla riduzione dell'impronta di carbonio degli agenti anestetici, in particolare ottimizzando i sistemi di somministrazione per ridurre al minimo le emissioni di gas serra.

Per tutti gli infermieri anestesisti e anestesisti-rianimatori è fondamentale tenersi aggiornati sugli ultimi progressi, non solo per fornire la migliore assistenza possibile, ma anche per anticipare i cambiamenti nella pratica quotidiana. Partecipare a conferenze, leggere riviste specializzate e partecipare ad associazioni professionali sono tutti modi per rimanere all'avanguardia della specialità.

Tendenze nella sedazione e blocchi nervosi

La pratica anestetica è in continua evoluzione e negli ultimi anni sono emerse nuove tendenze nella sedazione e nei blocchi nervosi. Queste tendenze sono state influenzate dai progressi tecnologici, dalla ricerca clinica e da una migliore comprensione delle esigenze dei pazienti.

1. Sedazione :

Sedazione minima: la sedazione cosciente, in cui il paziente rimane sveglio ma rilassato, è diventata popolare per molte procedure, consentendo un recupero più rapido con meno effetti collaterali.

163

Agenti di sedazione non oppioidi: la ricerca mira a ridurre la dipendenza dagli oppioidi per la sedazione. Agenti come propofol, dexmedetomidina e remimazolam offrono opzioni interessanti.

Sedazione orale: per le procedure più brevi o meno invasive, gli agenti sedativi orali sono sempre più utilizzati, riducendo la necessità di somministrazione endovenosa.

2. Blocchi nervosi :

Guida ecografica: l'uso degli ultrasuoni per guidare le iniezioni di blocco nervoso ha rivoluzionato questa pratica. Aumenta l'accuratezza del posizionamento dell'anestetico, riduce il rischio di complicazioni e migliora l'efficienza del blocco.

Cateteri a blocco nervoso continuo: questi cateteri forniscono un'analgesia continua dopo un intervento chirurgico doloroso, offrendo una migliore gestione del dolore senza la necessità di un uso prolungato di oppioidi.

Blocchi nervosi periferici vs blocchi centrali: i blocchi nervosi periferici, come i blocchi del plesso brachiale o i blocchi fasciali, sono sempre più preferiti per interventi chirurgici specifici, riducendo la necessità di tecniche centrali più invasive come l'anestesia spinale.

Nuovi coadiuvanti: Agenti come la dexmedetomidina e il desametasone vengono aggiunti agli anestetici locali per prolungare la durata dell'analgesia del blocco nervoso.

L'evoluzione delle tecniche di sedazione e di blocco nervoso riflette la tendenza generale verso una medicina più personalizzata e incentrata sul paziente. Con i progressi della tecnologia e l'adozione di nuovi metodi, gli anestesisti infermieri e gli anestesisti rianimatori possono offrire un'assistenza di qualità, garantendo al contempo la sicurezza e il comfort dei loro pazienti.

Problemi legati alla resistenza ai farmaci e alle alternative

I progressi nell'anestesia, come in altri campi medici, si scontrano con l'emergere della resistenza ai farmaci. Questa resistenza rappresenta una sfida importante per gli operatori sanitari e può avere implicazioni dirette sull'efficacia delle procedure chirurgiche e sulla sicurezza del paziente.

1. Comprendere la resistenza ai farmaci:

   Meccanismi di resistenza: nel corso del tempo, alcuni batteri e altri microrganismi sviluppano meccanismi per contrastare gli effetti dei farmaci. Questo è spesso il risultato di un uso eccessivo o inappropriato di farmaci.

   Conseguenze per l'anestesia: la resistenza ai farmaci può influire sulla capacità degli anestetici di produrre l'effetto desiderato, il che può richiedere l'uso di dosi più elevate o di farmaci alternativi, con rischi potenzialmente maggiori per il paziente.

2. Problemi specifici dell'anestesia:

   Resistenza agli antibiotici: gli antibiotici profilattici sono comunemente utilizzati nelle procedure chirurgiche per prevenire le infezioni. La resistenza agli antibiotici può compromettere questa strategia, aumentando il rischio di infezioni post-operatorie.

   Resistenza agli agenti anestetici: sebbene sia meno comune, alcune popolazioni di pazienti possono presentare una maggiore tolleranza a determinati agenti anestetici, richiedendo modifiche ai protocolli anestetici.

3. Alternative e strategie di fronte alla resistenza:

Ricerca di nuovi farmaci: È fondamentale sviluppare nuovi farmaci anestetici e analgesici per affrontare la resistenza.

Ottimizzare i protocolli: l'uso giudizioso dei farmaci esistenti, combinando gli agenti o modificando i dosaggi, può aiutare a massimizzare la loro efficacia e a minimizzare lo sviluppo della resistenza.

Monitoraggio ed educazione: il monitoraggio dei trend di resistenza e l'educazione degli operatori sanitari sull'uso appropriato dei farmaci sono fondamentali.

Terapie non farmacologiche: l'adozione di tecniche alternative, come i blocchi nervosi, la sedazione non oppioide o le tecniche di rilassamento, può ridurre la dipendenza da alcuni farmaci e minimizzare il rischio di resistenza.

L'emergere della resistenza ai farmaci rappresenta una sfida significativa per il campo dell'anestesia. Tuttavia, grazie alla collaborazione interdisciplinare, alla ricerca continua e all'uso oculato delle risorse disponibili, gli operatori sanitari possono continuare a fornire un'assistenza sicura ed efficace ai loro pazienti.

Capitolo 21

QUALITÀ E MIGLIORAMENTO CONTINUO IN ANESTESIA

Principi di gestione qualità nell'assistenza sanitaria

La gestione della qualità nell'assistenza sanitaria mira a garantire che l'assistenza sanitaria sia sicura, efficace, incentrata sul paziente, tempestiva, efficiente ed equa. Si basa su un approccio sistemico orientato al miglioramento continuo, con l'accento sulla prevenzione degli errori piuttosto che sulla loro correzione. Ecco una panoramica dei principi fondamentali che guidano questo approccio:

1. Concentrarsi sul paziente:

   Comprendere le esigenze e le aspettative dei pazienti: L'assistenza deve essere progettata intorno al paziente, tenendo conto delle sue preferenze, esigenze e valori.

   Promuovere la partecipazione dei pazienti: coinvolgere i pazienti nel processo decisionale relativo alla loro assistenza e incoraggiare una partnership tra i pazienti, le loro famiglie e gli operatori sanitari.

2. Approccio basato sulle prove:

   Utilizzo delle migliori evidenze disponibili: adottare pratiche cliniche basate sulle evidenze scientifiche attuali e pertinenti per garantire l'efficacia degli interventi.

   Innovazione e ricerca: incoraggiare la ricerca clinica e l'innovazione per migliorare costantemente la qualità delle cure.

3. Miglioramento continuo:

   Valutazione e feedback: utilizzare strumenti di misurazione e valutazione per identificare le aree di miglioramento.

Implementare le azioni correttive: una volta identificati i problemi, implementare le azioni per risolverli ed evitare che si ripetano.

4. Una leadership impegnata:

Promuovere una cultura della qualità: i dirigenti devono impegnarsi a promuovere una cultura organizzativa che valorizzi la qualità e la sicurezza delle cure.

Formazione e addestramento: assicurarsi che tutto il personale sia adeguatamente formato sui principi della qualità e della sicurezza delle cure.

5. Comunicazione trasparente:

Condividere le informazioni: facilitare la comunicazione tra tutti gli attori del sistema sanitario per garantire un'assistenza coordinata ed efficace al paziente.

Segnalazione di incidenti: Incoraggia la segnalazione di incidenti ed errori per imparare da essi e migliorare i sistemi.

6. Lavoro di squadra e collaborazione:

Promuovere il lavoro interdisciplinare: incoraggiare la collaborazione tra diversi professionisti sanitari per fornire un'assistenza completa al paziente.

Partenariati: collaborare con altre istituzioni e organizzazioni per condividere le migliori pratiche e risorse.

7. Equità :

Garantire l'accesso: assicurare che tutti i pazienti, indipendentemente dalla loro origine o situazione, abbiano accesso a cure di qualità.

Personalizzare l'assistenza: adattare l'assistenza alle esigenze specifiche di ogni paziente, garantendo al contempo la parità di trattamento per tutti.

La gestione della qualità nell'assistenza sanitaria richiede un impegno costante da parte degli operatori sanitari, dei dirigenti e dei pazienti stessi. L'obiettivo non è solo quello di migliorare l'assistenza clinica, ma anche di garantire un'esperienza positiva del paziente durante tutto il percorso di cura.

Metodologie di valutazione e migliorare le prestazioni

Nell'ambiente medico, e per gli infermieri anestesisti in particolare, la valutazione e il miglioramento delle prestazioni sono fondamentali per garantire la sicurezza e la qualità dell'assistenza. Per raggiungere questo obiettivo, vengono utilizzate diverse metodologie. Scopriamo di più su questi metodi:

1. Audit clinico :

Definizione e obiettivi: Un audit clinico è una revisione sistematica della fornitura di cure, confrontata con criteri chiari. Il suo scopo è quello di migliorare la qualità dell'assistenza al paziente.

Procedura: identificare una domanda o un argomento di audit, definire criteri e standard, raccogliere e analizzare i dati, quindi implementare le modifiche.

2. Revisione della mortalità e della morbilità (MMR) :

Obiettivo: esaminare sistematicamente i decessi e le complicazioni che si verificano in un reparto o in un'istituzione.

Procedura: analizzare i casi, determinare se è possibile apportare miglioramenti e implementare azioni correttive, se necessario.

3. Ciclo PDCA (Plan, Do, Check, Act) :

Piano: identificare un problema o un'opportunità di miglioramento, quindi elaborare un piano d'azione.

Fare: attuare il piano su piccola scala per testarlo.

Verifica: valutare i risultati e confrontare le prestazioni prima e dopo.

Agisca: In base ai risultati, decida se implementare il piano su larga scala o rivederlo.

4. Six Sigma :

Obiettivo: un approccio strutturato per migliorare le prestazioni eliminando errori e difetti.

Procedura: utilizza strumenti statistici per identificare i processi che richiedono un miglioramento, quindi li ottimizza.

5. Indicatori chiave di prestazione (KPI) :

Definizione: indicatori specifici che aiutano un'organizzazione a misurare le sue prestazioni rispetto agli obiettivi strategici.

Uso: i KPI vengono utilizzati per valutare le prestazioni attuali, definire gli obiettivi futuri e implementare le azioni correttive.

6. Recensioni di pari livello:

Obiettivo: fornire un feedback sulle prestazioni individuali in base alle osservazioni dei colleghi.

Procedura: i professionisti valutano i loro colleghi sulla base di criteri prestabiliti. Questo metodo può essere formale o informale.

7. Benchmark o benchmarking :

Definizione: confrontare le prestazioni di un'organizzazione o di un'unità con quelle delle migliori prassi o standard riconosciuti.

Uso: identificare le lacune nelle prestazioni e implementare strategie per soddisfare o superare questi standard.

8. Valutazioni della soddisfazione del paziente:
Obiettivo: misurare la soddisfazione del paziente per valutare la qualità dell'assistenza.
Procedura: utilizzo di questionari, interviste o altri metodi per raccogliere le opinioni dei pazienti.

Ognuna di queste metodologie offre una prospettiva unica sulle prestazioni. Combinandole e adattandole alle esigenze specifiche di un istituto o di un reparto, è possibile ottenere un quadro completo delle prestazioni e identificare le aree di miglioramento. La chiave è impegnarsi in un processo di miglioramento continuo, assicurando sempre che il paziente sia al centro dell'attenzione.

Feedback e analisi degli incidenti

Nel settore medico, e in particolare nell'anestesia, anche gli incidenti minori possono avere conseguenze gravi per i pazienti. Il feedback e l'analisi degli incidenti sono quindi essenziali per migliorare la qualità e la sicurezza delle cure. Diamo uno sguardo fluido e approfondito a questi elementi.

1. L'importanza del feedback :
Il feedback non riguarda solo gli errori o i fallimenti. È un processo di apprendimento che ci permette di valutare situazioni concrete, imparare da esse e migliorare le pratiche future. Nel mondo dell'anestesia, il feedback è fondamentale per evitare di ripetere gli stessi errori.

2. Una cultura della sicurezza, non del senso di colpa:
Per incoraggiare la condivisione di incidenti o errori, è essenziale stabilire una cultura in cui la sicurezza sia una priorità e in cui i professionisti si sentano liberi di condividere le loro esperienze senza temere ripercussioni negative. È riconoscendo e comprendendo i nostri errori che possiamo davvero andare avanti.

3. Metodologia di analisi degli incidenti:
Raccogliere informazioni: subito dopo un incidente, è essenziale documentare tutti i dettagli rilevanti, compresi gli eventi che hanno portato all'incidente, le persone coinvolte, le attrezzature utilizzate, ecc.
Analisi causale: piuttosto che identificare semplicemente cosa è andato storto, è fondamentale capire perché. L'analisi delle cause profonde può aiutare a identificare i problemi sistemici o organizzativi che hanno contribuito all'incidente.
Sviluppo di soluzioni: sulla base dell'analisi, vengono formulate raccomandazioni per evitare che incidenti simili si verifichino in futuro.

4. Condividere le lezioni:
Una volta completata l'analisi, è fondamentale condividere le conclusioni e le lezioni apprese con il team e persino con l'intera istituzione. Questo può avvenire sotto forma di riunioni di team, corsi di formazione o pubblicazioni.

5. Miglioramento continuo:
Il ciclo non si ferma una volta analizzato l'incidente. Le raccomandazioni devono essere implementate, monitorate e valutate per garantire la loro efficacia.

6. Aiuti tecnologici :
Gli strumenti tecnologici, come i sistemi di segnalazione elettronica, possono facilitare la raccolta, l'analisi e il monitoraggio degli incidenti. Questi sistemi possono anche aiutare a identificare le tendenze o i problemi ricorrenti.

7. Coinvolgimento del paziente:
I pazienti, o i loro familiari, possono fornire preziose indicazioni sugli incidenti. Coinvolgendoli nel processo di analisi, possiamo ottenere una visione più completa dell'evento e creare fiducia.

Ogni incidente, per quanto spiacevole, offre un'opportunità unica per imparare e migliorare. Adottando un approccio sistematico e attento all'analisi degli incidenti, gli infermieri anestesisti e i loro team possono migliorare continuamente la sicurezza e la qualità dell'assistenza che forniscono.

Capitolo 22

PROSPETTIVE STORICHE DI ANESTESIA

L'evoluzione dell'anestesia attraverso i secoli

Fin dai primi tempi della civiltà, l'umanità ha cercato modi per alleviare il dolore, in particolare durante le procedure mediche o chirurgiche. L'anestesia, come la conosciamo oggi, è il risultato di millenni di esperimenti, scoperte casuali e innovazioni mediche. Viaggiamo nel tempo per tracciare l'evoluzione di questa disciplina medica essenziale.

1. Origini antiche :
Prima dell'avvento dell'anestesia moderna, le civiltà antiche utilizzavano metodi primitivi per alleviare il dolore. Gli Egizi, ad esempio, usavano oppiacei e alcool per indurre uno stato di incoscienza. I cinesi, invece, furono forse i primi a praticare l'agopuntura a scopo analgesico.

2. Il Medioevo e il Rinascimento :
In questi periodi, la medicina ha fatto dei passi incerti. Le miscele di erbe, alcool e oppiacei erano comunemente utilizzate per alleviare il dolore, anche se la loro efficacia variava. I tentativi, spesso disastrosi, di utilizzare sostanze come la mandragola o la belladonna erano comuni.

3. Il XIX secolo: l'età dell'innovazione:
Etere e cloroformio: nel 1846, a Boston fu eseguito il primo intervento chirurgico di successo con l'etere. Poco dopo, fu introdotto il cloroformio come alternativa. Queste sostanze hanno rivoluzionato la chirurgia, anche se hanno i loro rischi e svantaggi.
Cocaina: scoperta come anestetico locale in oftalmologia, ha aperto la strada ad altri anestetici locali più sicuri.

4. Il 20° secolo: Verso un'anestesia più sicura:

Introduzione dei barbiturici: negli anni '30, questi farmaci sono stati introdotti per l'induzione dell'anestesia, offrendo un maggiore controllo rispetto agli agenti inalatori.

Sviluppo dell'anestesia regionale: con l'introduzione di farmaci come la lidocaina, divennero popolari tecniche come l'anestesia spinale e l'anestesia epidurale.

Apparecchiature di monitoraggio: la seconda metà del secolo ha visto lo sviluppo di dispositivi sofisticati per monitorare le condizioni del paziente, aumentando così la sicurezza.

5. Il 21° secolo: personalizzazione e precisione :

Con l'avvento della genomica e della medicina personalizzata, l'anestesia è diventata ancora più mirata. Gli agenti anestetici ad azione rapida, le tecniche di anestesia regionale guidate dagli ultrasuoni e una migliore comprensione delle interazioni farmacologiche e degli effetti collaterali hanno contribuito a rendere l'anestesia più sicura ed efficace che mai.

La storia dell'anestesia è costellata di prove ed errori, scoperte e innovazioni. Da pratiche primitive e spesso pericolose a una disciplina medica sofisticata e sicura, l'anestesia ha fatto molta strada, testimoniando l'incessante ricerca dell'umanità per alleviare il dolore e la sicurezza del paziente.

Pionieri e scoperte di riferimento

La pratica dell'anestesia è stata plasmata da una serie di scoperte e innovazioni che hanno rivoluzionato la medicina e la chirurgia. Dietro ogni scoperta ci sono stati individui visionari che hanno osato superare i limiti del possibile.

Vediamo alcuni di questi pionieri e i loro contributi fondamentali.

1. Horace Wells (1815-1848):
    Contributo: l'uso del protossido di azoto (o gas esilarante) come agente anestetico.
    Wells, un dentista, fu il primo ad utilizzare il protossido di azoto per estrarre un dente senza dolore. Sebbene le sue prime dimostrazioni pubbliche siano state inficiate da controversie, la sua scoperta ha gettato le basi dell'anestesia moderna.

2. William Thomas Green Morton (1819-1868):
    Contributo: il primo utilizzo di successo dell'etere come anestetico.
    Morton dimostrò con successo l'uso dell'etere per l'anestesia nel 1846 presso il Massachusetts General Hospital. Questa dimostrazione, oggi famosa come "Giorno dell'Etere", segnò una svolta nella chirurgia.

3. James Young Simpson (1811-1870) :
    Contributo: L'introduzione del cloroformio in anestesia.
    Simpson, un ostetrico scozzese, fu il primo a riconoscere le proprietà anestetiche del cloroformio e ad utilizzarlo per alleviare il dolore del parto.

4. Carl Koller (1857-1944) :
    Contributo: La scoperta delle proprietà anestetiche della cocaina per la chirurgia oculare.
    Koller, un oftalmologo, ha introdotto la cocaina come anestetico locale in oftalmologia, rivoluzionando le procedure chirurgiche oculari.

5. John Snow (1813-1858):
    Contributo: Un pioniere nella somministrazione controllata di anestetici.

Noto anche per il suo lavoro in epidemiologia, Snow migliorò i metodi di somministrazione del cloroformio e dell'etere, e in particolare somministrò il cloroformio alla Regina Vittoria durante il parto.

6. Virginia Apgar (1909-1974) :
   Contributo: Sviluppo del "Punteggio di Apgar".
   Apgar, anestesista e pediatra, sviluppò il punteggio Apgar per valutare rapidamente la salute dei neonati, una procedura ancora oggi utilizzata nelle sale parto di tutto il mondo.

7. Sir Ivan Magill (1888-1986):
   Contributo: Innovazione nell'anestesia toracica.
   Magill sviluppò una serie di strumenti e tecniche per l'intubazione tracheale, tra cui il famoso forcipe di Magill, ancora oggi in uso.

Questi pionieri, tra gli altri, hanno gettato le basi dell'anestesia moderna. La loro curiosità, perseveranza e ingegno hanno migliorato la sicurezza e l'efficacia delle procedure mediche, a beneficio di milioni di pazienti in tutto il mondo.

Lezioni apprese e influenza sulla pratica attuale

La storia dell'anestesia è costellata di successi clamorosi, fallimenti disastrosi, esperimenti audaci e sviluppi progressivi. Esaminando questa ricca storia, è possibile discernere le lezioni essenziali che continuano a modellare la pratica attuale. Queste lezioni trascendono il tempo e la tecnologia, ricordando ai professionisti i principi fondamentali della loro professione.

1. La sicurezza prima di tutto:

I tragici fallimenti, come i decessi per overdose o errori di somministrazione, hanno rafforzato la necessità di un'attenta valutazione e monitoraggio del paziente durante l'anestesia. Le pratiche attuali, con i loro protocolli rigorosi e le apparecchiature di monitoraggio avanzate, riflettono questa lezione.

2. La necessità di una formazione continua:

Con la scoperta di nuovi agenti e tecniche, è diventato chiaro che la formazione iniziale era insufficiente. Oggi, la formazione continua, la certificazione regolare e le simulazioni sono diventate la norma, assicurando che gli anestesisti siano sempre all'avanguardia nella loro professione.

3. L'importanza della collaborazione interprofessionale

Figure come John Snow, che ha lavorato a stretto contatto con i chirurghi, hanno dimostrato che l'anestesia non si svolge nel vuoto. Oggi, il lavoro di squadra tra anestesisti, chirurghi, infermieri e altri operatori sanitari è essenziale per garantire un'assistenza ottimale al paziente.

4. Adattabilità di fronte all'ignoto:

Di fronte a situazioni nuove o inaspettate, gli anestesisti in passato hanno spesso dovuto improvvisare. Questa capacità di adattamento rimane fondamentale anche oggi, soprattutto in situazioni di emergenza o con pazienti che presentano sfide mediche complesse.

5. Etica e consenso informato :

Le prime anestesie venivano talvolta somministrate senza il pieno consenso del paziente. Gli scandali e le conseguenze che ne sono derivate hanno evidenziato l'importanza cruciale del consenso informato, una pratica oggi profondamente radicata nelle procedure mediche.

6. Innovazione e sperimentazione responsabili:

Sebbene l'audacia e l'innovazione siano state essenziali per il progresso dell'anestesia, devono essere bilanciate da un approccio etico e responsabile. La moderna ricerca clinica in anestesia è quindi rigorosamente regolamentata, garantendo che i nuovi metodi siano sicuri ed efficaci.

7. L'importanza della comunicazione e dell'educazione:

I pionieri dell'anestesia erano anche ardenti sostenitori della loro professione, educando il pubblico e gli altri operatori sanitari sui benefici e sui rischi dell'anestesia. Oggi, la comunicazione con i pazienti, le loro famiglie e l'équipe medica rimane una pietra miliare della pratica anestesiologica.

Queste lezioni del passato non sono semplici resoconti storici, ma costituiscono la base su cui poggia la moderna pratica anestesiologica. Ricordano ai professionisti di oggi la serietà della loro responsabilità e li guidano nella loro continua ricerca dell'eccellenza.

Capitolo 23

SVILUPPO DELLA CARRIERA

Carriera accademica
e formazione continua

L'anestesia, in quanto specialità medica, richiede un alto livello di abilità, precisione e conoscenza. Il percorso accademico e la formazione continua svolgono un ruolo cruciale nel garantire che i professionisti di questo settore siano ben equipaggiati per fornire un'assistenza sicura ed efficace. Ecco una panoramica del percorso accademico tipico e dell'importanza della formazione continua in questa specialità.

1. Formazione iniziale :

    Studi pre-medici: come per altre professioni mediche, un candidato all'anestesia inizia spesso con una formazione pre-medica universitaria che copre le basi delle scienze biologiche, chimiche e fisiche.

    Scuola di medicina: dopo aver conseguito un diploma pre-medico, gli studenti accedono alla scuola di medicina per un corso di quattro o sei anni (a seconda del Paese), dove otterranno il diploma di medico.

2. Formazione specializzata:

    Tirocinio: dopo la scuola di medicina, gli aspiranti anestesisti accedono generalmente a un programma di tirocinio della durata di uno o due anni, incentrato sulla pratica clinica generale.

    Residenza in anestesia: a seconda del tirocinio, è richiesta una residenza in anestesia. In genere dura dai tre ai cinque anni e si concentra esclusivamente sull'anestesia e sulle sue sottospecialità.

3. Certificazione e approvazione :

    Esame di certificazione: dopo la specializzazione, gli anestesisti devono spesso superare un esame per ottenere la certificazione nella loro specialità.

Accreditamento: a seconda della giurisdizione, l'anestesista può avere bisogno di un accreditamento o di una licenza per esercitare la professione.

4. Formazione continua:
La medicina, e l'anestesia in particolare, è un campo in costante evoluzione. Nuove tecniche, farmaci e tecnologie emergono regolarmente. Per tenersi aggiornati:

Corsi e workshop: workshop, seminari e corsi sono organizzati regolarmente da associazioni professionali o istituzioni accademiche.

Simulazioni cliniche: con l'avvento della tecnologia di simulazione, gli anestesisti possono esercitarsi in scenari complessi in un ambiente sicuro.

Ri-certificazione: alcuni Paesi o regioni richiedono agli anestesisti una nuova certificazione ogni pochi anni, che può comportare il superamento di esami o la dimostrazione di una certa quantità di formazione continua.

Lettura e ricerca: può essere incoraggiata o richiesta la lettura regolare di riviste professionali e la partecipazione a progetti di ricerca.

5. Sottospecialità :
Come in altri campi medici, l'anestesia ha diverse sottospecialità, come l'anestesia pediatrica, l'anestesia cardiaca o la medicina del dolore. Ciascuna di queste sottospecialità può richiedere una formazione e una certificazione aggiuntive.

La carriera accademica e professionale di un anestesista è lunga e impegnativa. Tuttavia, questo rigore assicura che i pazienti ricevano la migliore assistenza possibile quando sono più vulnerabili. La formazione continua non è solo un imperativo etico, ma è essenziale per garantire la sicurezza, l'efficacia e l'evoluzione della pratica anestesiologica.

Opportunità di specializzazione nel campo dell'anestesia

L'anestesia è un vasto campo medico che offre molte opportunità di specializzazione. Ciascuna di queste specialità richiede una formazione e un'esperienza specifica per soddisfare le esigenze particolari dei pazienti. Ecco una panoramica delle principali sottospecialità dell'anestesia:

1. Anestesia pediatrica :

 Questa specialità si concentra sulla gestione anestetica di neonati, lattanti, bambini e adolescenti.

 Richiede una conoscenza approfondita della fisiologia e delle malattie specifiche di questa fascia d'età.

2. Anestesia cardiaca :

 Si concentra sui pazienti sottoposti a chirurgia cardiaca, compresi gli interventi di bypass e le operazioni alle valvole.

 I cardioanestesisti sono formati per gestire situazioni emodinamiche complesse e spesso utilizzano l'ecocardiografia transoesofagea.

3. Anestesia ostetrica :

 Si concentra sull'assistenza alle donne durante il travaglio e il parto.

 Include la gestione dell'epidurale, dell'anestesia spinale e di altre forme di anestesia per il parto cesareo.

4. Medicina del dolore :

 Si concentra sulla gestione e sul trattamento del dolore cronico.

 Le procedure includono spesso blocchi nervosi, iniezioni epidurali e l'impianto di pompe di farmaci.

5. Anestesia neurochirurgica :
    Per i pazienti sottoposti a chirurgia cerebrale o spinale.
    È richiesta una conoscenza specialistica della neurofisiologia e delle tecniche di monitoraggio.

6. Anestesia regionale e anestesia per i traumi:
    Si concentra sui blocchi nervosi per procedure specifiche o per gestire il dolore dopo un intervento chirurgico.
    Utile per la chirurgia ortopedica e traumatologica.

7. Anestesia ambulatoriale :
    Per le operazioni che consentono al paziente di tornare a casa il giorno stesso.
    Richiede la padronanza di tecniche che offrono un recupero rapido e minimizzano gli effetti collaterali.

8. Anestesia in terapia intensiva :
    Gli anestesisti sono specializzati nella cura dei pazienti gravemente malati nelle unità di terapia intensiva.
    Gestiscono l'insufficienza d'organo, gli squilibri emodinamici e le complicazioni respiratorie.

9. Anestesia per il trapianto :
    Gestione dei pazienti sottoposti a trapianto di organi come fegato, cuore o rene.
    È richiesta una conoscenza approfondita della fisiologia degli organi e dell'immunosoppressione.

10. Ricerca in anestesia :
    Per chi è interessato alla ricerca accademica e clinica.
    Gli argomenti possono spaziare dai meccanismi dell'anestesia alle tecniche e ai farmaci migliorati.

Queste specializzazioni offrono agli anestesisti l'opportunità di approfondire le loro competenze e conoscenze in aree specifiche, assicurando che i pazienti siano assistiti in modo ottimale in base alle loro particolari esigenze. La specializzazione consente inoltre agli anestesisti di lavorare a stretto contatto con altri operatori sanitari, creando un approccio interdisciplinare alla cura del paziente.

Networking, mentoring e leadership in anestesia

L'anestesia, come altre specialità mediche, è in costante evoluzione. Per svilupparsi e progredire in questo campo, è essenziale coltivare le relazioni professionali, adottare un ruolo di leadership e beneficiare dei validi consigli dei mentori. Analizziamo questi tre pilastri:

1. Collegamento in rete :
    Importanza :
        Il networking le permette di incontrare colleghi, condividere conoscenze ed esperienze e accedere a opportunità di carriera e di ricerca.
        Inoltre, facilita l'accesso alle risorse, alla formazione e alle innovazioni del settore.
    Come fare:
        Conferenze e seminari: partecipare a conferenze nazionali e internazionali di anestesia per incontrare esperti e colleghi.
        Associazioni professionali: appartenenza a organizzazioni come la Société d'Anesthésie et de Réanimation o organismi internazionali equivalenti.
        Reti sociali professionali: utilizzi piattaforme come LinkedIn o forum specializzati per scambiare idee con colleghi di tutto il mondo.

2. Mentore :
Importanza :

Un mentore fornisce consigli, condivide esperienze e guida lo sviluppo professionale del mentee.

Il mentoring aiuta a prendere decisioni, ad affrontare le sfide della carriera e ad acquisire competenze avanzate.

Come trovarlo :

Programmi istituzionali: alcuni ospedali o istituzioni accademiche offrono programmi formali di mentoring.

Applicazione diretta: se ammira un professionista per la sua competenza, non esiti a chiedergli un ruolo di mentore.

Gruppi di discussione e workshop: possono essere un'opportunità per incontrare potenziali mentori.

3. Leadership :
Importanza :

Le capacità di leadership consentono agli anestesisti di guidare i team, migliorare i processi clinici e contribuire allo sviluppo del settore.

Un buon leader di anestesia può avere un'influenza positiva sull'andamento delle operazioni, sulla sicurezza del paziente e sul benessere del team.

Come svilupparlo:

Formazione specifica: partecipare a programmi o seminari incentrati sulla leadership medica.

Impegno: coinvolgimento attivo nei comitati ospedalieri, nei gruppi di lavoro e nei progetti di ricerca.

Ascolto e comunicazione: coltivare queste capacità è essenziale per comprendere le esigenze del team e prendere decisioni informate.

In sintesi, la combinazione di networking, mentoring e leadership è fondamentale per qualsiasi anestesista che desideri eccellere nella propria carriera. Non solo consente lo sviluppo professionale, ma contribuisce in modo significativo a far progredire la specialità e a migliorare l'assistenza ai pazienti.

Capitolo 24

INNOVAZIONI TECNOLOGICHE IN ANESTESIA

La comparsa dell'anestesia guidato dall'intelligenza artificiale

Il mondo medico viene stravolto dall'arrivo dell'intelligenza artificiale (AI) e il campo dell'anestesia non fa eccezione. Dai sistemi automatizzati agli algoritmi analitici, l'AI promette di rivoluzionare il modo in cui vengono fornite le cure anestetiche. Diamo un'occhiata a questo sviluppo entusiasmante.

1. Contesto storico:

Nascita dell'IA medica: i primi passi verso l'uso dell'IA in medicina sono stati fatti negli anni '60 con i sistemi di assistenza diagnostica.

Adozione in crescita: Negli ultimi decenni, l'AI ha trovato spazio in diverse specialità mediche, dalla radiologia alla cardiologia, grazie ai progressi tecnologici.

2. AI in anestesia :

Sistemi automatizzati : Sono stati sviluppati dispositivi per la somministrazione di agenti anestetici in base ai parametri fisiologici, ottimizzando la dose e riducendo il rischio di errore.

Analisi predittiva: grazie all'AI, oggi è possibile analizzare migliaia di dati in tempo reale per anticipare le possibili complicazioni durante un'operazione.

Gestione del dolore: gli algoritmi possono aiutare a prevedere la risposta del paziente a diversi analgesici, consentendo una gestione più precisa del dolore postoperatorio.

3. Vantaggi :

Maggiore precisione: l'AI può elaborare quantità astronomiche di dati a velocità fenomenale, migliorando l'accuratezza delle decisioni cliniche.

Maggiore sicurezza: i sistemi AI possono identificare rapidamente le anomalie, riducendo il rischio di complicazioni.

Ottimizzazione del tempo: l'anestesista può concentrarsi su altri aspetti dell'assistenza al paziente, affidando alcuni compiti ripetitivi all'IA.

4. Sfide e preoccupazioni:

Affidabilità: come qualsiasi strumento tecnologico, l'AI non è infallibile. La sua dipendenza da dati corretti e completi è fondamentale.

Etica: chi è responsabile in caso di errore del sistema AI? Come si può garantire la riservatezza dei dati dei pazienti?

Formazione: l'integrazione dell'IA nell'anestesia richiede una formazione specifica per i professionisti, per garantire un uso ottimale.

5. Prospettive future:

Assistenza personalizzata: con i progressi dell'AI, sarà possibile offrire un'anestesia ancora più personalizzata, basata sul profilo genetico, fisiologico e storico di ogni paziente.

Collaborazione uomo-macchina: piuttosto che sostituire gli anestesisti, l'AI si posiziona come strumento di assistenza, consentendo un processo decisionale congiunto e ottimizzato.

Ricerca e innovazione: l'AI apre le porte a nuovi metodi di ricerca, offrendo approfondimenti senza precedenti e facilitando lo sviluppo di nuove tecniche e farmaci anestetici.

L'integrazione dell'intelligenza artificiale nell'anestesia è l'alba di una nuova era. Pur riconoscendo il suo immenso potenziale, è essenziale affrontare questa transizione con cautela, ponendo sempre il benessere e la sicurezza del paziente al centro delle nostre preoccupazioni.

Nuovi sistemi
e attrezzature per l'anestesia

La tecnologia medica si evolve rapidamente e il campo dell'anestesia non fa eccezione. Le recenti innovazioni nei dispositivi e nelle apparecchiature mirano a migliorare la sicurezza del paziente, la precisione della somministrazione dei farmaci e il comfort e l'efficienza del lavoro dell'anestesista. Ecco una panoramica di alcuni dei progressi più significativi.

1. Sistemi automatizzati di somministrazione di farmaci :

Pompe intelligenti : Queste pompe possono essere programmate per erogare dosi specifiche di anestetico a intervalli precisi, riducendo il rischio di errore umano.

Sistemi di feedback in tempo reale: alcuni dispositivi moderni sono in grado di regolare automaticamente la dose di anestetico in base a parametri fisiologici come la pressione sanguigna o la saturazione di ossigeno.

2. Dispositivi avanzati per la gestione delle vie aeree:

Video-laringoscopi: Questi dispositivi utilizzano una piccola telecamera per visualizzare la trachea, facilitando l'intubazione, soprattutto nei casi difficili.

Maschere di intubazione sovraglottiche: le versioni migliorate di queste maschere offrono una migliore tenuta e riducono il rischio di aspirazione.

3. Monitor paziente potenziati:

Monitor multiparametrici: questi dispositivi consolidano diverse misurazioni vitali in un'unica schermata, fornendo una panoramica completa delle condizioni del paziente.

Capnografia: i nuovi modelli di capnografo offrono una grafica più accurata e avvisi in tempo reale per monitorare la ventilazione del paziente.

4. Sistemi di analisi dei gas espirati :

Questi dispositivi misurano le concentrazioni di vari gas nell'aria espirata del paziente, fornendo informazioni su metabolismo, perfusione e ventilazione.

5. Stimolatori nervosi periferici :

Utilizzati per localizzare con precisione i nervi prima dei blocchi nervosi, questi dispositivi hanno visto un miglioramento nella loro precisione e facilità d'uso.

6. Sistemi di realtà aumentata :

Gli occhiali a realtà aumentata possono guidare gli anestesisti durante procedure complesse, come l'inserimento di un catetere epidurale, sovrapponendo immagini anatomiche alla vista reale.

7. Dispositivi portatili :

I monitor compatti e portatili possono ora essere utilizzati per monitorare i pazienti al di fuori della sala operatoria, ad esempio durante il trasporto.

8. Sistemi informativi in anestesia :

Questi sistemi digitali centralizzano i dati del paziente, facilitano la documentazione e possono anche essere integrati con le cartelle cliniche elettroniche per migliorare il coordinamento delle cure.

La tecnologia dell'anestesia è in continua evoluzione, con l'obiettivo di migliorare la qualità e la sicurezza delle cure. Sebbene queste innovazioni siano promettenti, richiedono una formazione continua per i professionisti, per garantire che vengano utilizzate nel modo più sicuro possibile.

Telemedicina e il suo ruolo nell'anestesia

La telemedicina, definita come la fornitura di servizi medici a distanza tramite le tecnologie dell'informazione e della comunicazione, è cresciuta in modo esponenziale negli ultimi anni. Nel campo dell'anestesia, offre opportunità uniche per migliorare l'accesso alle cure, la qualità e l'efficienza. Ecco una panoramica del suo ruolo in anestesia.

1. Valutazione preoperatoria a distanza :

Le consultazioni pre-anestetiche possono essere effettuate in videoconferenza, per valutare le condizioni generali del paziente, raccogliere la sua anamnesi e prepararlo all'intervento.

Queste valutazioni sono particolarmente utili per i pazienti che vivono lontano dai centri medici o che hanno difficoltà a viaggiare.

2. Follow-up post-operatorio:

Dopo l'intervento, la telemedicina può essere utilizzata per monitorare i progressi dei pazienti, valutare il loro dolore, regolare i trattamenti analgesici e rispondere a qualsiasi domanda o preoccupazione.

3. Formazione e istruzione :

Le piattaforme di telemedicina facilitano la formazione continua degli anestesisti, consentendo scambi in tempo reale con esperti, seminari online e persino simulazioni.

4. Assistenza in tempo reale :

Nelle aree remote o dove non ci sono specialisti, un anestesista può guidare un professionista sanitario meno esperto tramite la telemedicina durante un intervento, offrendo consigli e competenze in tempo reale.

5. Coordinamento con altri specialisti:
   La telemedicina facilita la collaborazione tra anestesisti e altri specialisti (cardiologi, pneumologi, ecc.) per un'assistenza multidisciplinare, soprattutto per i pazienti con comorbilità complesse.

6. Monitoraggio remoto:
   Alcune apparecchiature consentono di trasmettere i parametri vitali del paziente in tempo reale a un centro di monitoraggio, dove l'anestesista può intervenire se gli standard si discostano.

7. Accesso ai database e agli strumenti di supporto alle decisioni:
   I sistemi di telemedicina possono essere integrati con i database medici, fornendo agli anestesisti informazioni aggiornate e strumenti decisionali durante una procedura.

Sfide e considerazioni etiche :
   La telemedicina in anestesia, come in altre specialità, solleva questioni relative alla riservatezza dei dati, alla sicurezza delle informazioni trasmesse e alla responsabilità medica.
   È essenziale che le piattaforme utilizzate siano conformi agli standard e alle normative di sicurezza vigenti.

La telemedicina offre notevoli opportunità per migliorare la pratica dell'anestesia, soprattutto nelle aree poco servite. Tuttavia, la sua adozione richiede un'adeguata formazione dei professionisti, una solida infrastruttura tecnologica e regolamenti chiari per garantire un'assistenza sicura ed efficace.

Capitolo 25

IL FUTURO DELL'ANESTESIA

Innovazioni tecnologiche
e il loro impatto

L'anestesia, come molti altri campi medici, è in costante evoluzione grazie alle innovazioni tecnologiche. Questi progressi stanno trasformando il modo in cui vengono eseguite le procedure anestetiche, migliorando la sicurezza del paziente e aumentando l'efficienza del personale medico.

1. Monitoraggio avanzato :

Dispositivi non invasivi: Innovazioni come la misurazione continua non invasiva della pressione sanguigna e la saturazione dell'ossigeno cerebrale consentono un monitoraggio in tempo reale senza l'inconveniente di dispositivi invasivi.

Ecografia point-of-care: oggi uno strumento essenziale in anestesia, l'ecografia point-of-care facilita la visualizzazione delle strutture anatomiche, in particolare quando si eseguono blocchi nervosi o si inseriscono cateteri.

2. Anestesia computerizzata :

I sistemi di somministrazione dell'anestesia assistita da computer consentono una somministrazione più precisa degli agenti anestetici, regolando la dose in tempo reale in base alle esigenze del paziente.

3. Sistemi informativi per l'anestesia (AIS) :

Questi sistemi centralizzano i dati del paziente, facilitano la documentazione, ottimizzano la fatturazione e possono essere integrati con le cartelle cliniche elettroniche, migliorando il coordinamento delle cure.

4. Intelligenza artificiale e apprendimento automatico:

Queste tecnologie stanno iniziando ad essere integrate nell'anestesia, ad esempio per prevedere i rischi o le complicazioni in un paziente, per guidare il processo decisionale o per ottimizzare la gestione del dolore post-operatorio.

5. Realtà aumentata e realtà virtuale:

Questi strumenti possono essere utilizzati per la formazione e la simulazione, consentendo agli anestesisti di esercitarsi in procedure complesse in un ambiente virtuale sicuro.

La realtà virtuale viene studiata anche come mezzo per ridurre l'ansia preoperatoria dei pazienti, immergendoli in ambienti tranquillizzanti.

6. Oggetti indossabili e connessi:

I dispositivi indossabili possono monitorare i segni vitali dei pazienti dopo un'operazione, trasmettendo i dati in tempo reale agli operatori sanitari e consentendo un intervento rapido in caso di anomalie.

7. Robotica in anestesia :

Sebbene la robotica sia associata principalmente alla chirurgia, le guide robotiche o gli assistenti robotici possono essere utilizzati anche per svolgere alcuni compiti in anestesia, come la preparazione e la somministrazione di farmaci.

Impatto delle innovazioni :

Maggiore sicurezza: un maggiore monitoraggio e dispositivi più precisi riducono il rischio di errori e complicazioni.

Ottimizzazione del tempo: i sistemi automatizzati o assistiti liberano tempo, permettendo agli anestesisti di concentrarsi su altri aspetti dell'assistenza.

- **Formazione potenziata**: la simulazione, la realtà virtuale e altri strumenti tecnologici offrono opportunità di formazione più varie e complete.
- **Assistenza personalizzata**: gli strumenti di analisi dei dati ci permettono di comprendere meglio le esigenze specifiche di ogni paziente e di adattare l'assistenza di conseguenza.

Le innovazioni tecnologiche in anestesia stanno aprendo la strada a cure più sicure, più efficaci e più personalizzate. Tuttavia, richiedono una formazione continua per i professionisti, l'adattamento dei protocolli e una valutazione costante per garantire un utilizzo ottimale.

Ricerca e sviluppo in anestesia

La ricerca e lo sviluppo (R&S) svolgono un ruolo cruciale nell'evoluzione e nel miglioramento dell'anestesia. Sebbene l'anestesia abbia fatto molta strada dai suoi inizi, ci sono sforzi continui per perfezionare le tecniche, migliorare la sicurezza del paziente e ottimizzare i risultati chirurgici. Ecco una panoramica della R&S in anestesia.

1. Nuovi agenti anestetici :
   - **Obiettivo**: sviluppare farmaci che offrano un'induzione e un recupero più rapidi, siano meno tossici e abbiano meno effetti collaterali.
   - **I progressi attuali**: Sono in corso studi su agenti che mirano a percorsi neuronali specifici, riducendo così al minimo gli effetti collaterali e garantendo un'anestesia adeguata.

2. Metodi di somministrazione :
   - L'obiettivo della ricerca è migliorare l'accuratezza della somministrazione dei farmaci, ridurre gli errori e

garantire un'anestesia coerente e su misura per il paziente.

L'uso di pompe e dispositivi automatizzati per controllare con precisione la somministrazione di agenti anestetici è un campo in rapida crescita.

3. Monitoraggio migliorato:

L'obiettivo è quello di monitorare i pazienti in modo più approfondito e accurato, consentendo di individuare precocemente le potenziali complicazioni.

Le tecnologie emergenti, come i monitor di ossigenazione cerebrale e gli ecografi portatili, vengono studiate per la loro utilità in anestesia.

4. Tecniche non farmacologiche:

La R&S sta anche esplorando metodi non farmacologici per indurre l'anestesia o la sedazione, come la stimolazione magnetica transcranica.

5. Anestesia personalizzata :

Con l'avvento della medicina personalizzata, si sta conducendo una ricerca per adattare l'anestesia alla genetica e alla fisiologia individuale del paziente.

6. Sicurezza e qualità :

La ricerca sugli errori medici, le complicazioni e le misure preventive è essenziale per migliorare la sicurezza in anestesia.

7. Anestesia in condizioni speciali :

La ricerca e sviluppo sta anche esaminando l'anestesia in situazioni specifiche, come le emergenze estreme, i disastri naturali o le condizioni di scarse risorse.

8. Impatto ambientale :

Alcuni agenti anestetici hanno un potenziale di riscaldamento globale. La ricerca mira a sviluppare alternative più ecologiche.

9. Collaborazione interdisciplinare:

La R&S in anestesia non è isolata. Collabora con altri settori come la farmacologia, la neurologia, la biotecnologia, l'ingegneria medica e altre specialità per sviluppare soluzioni innovative.

La ricerca e lo sviluppo in anestesia mirano a migliorare costantemente l'assistenza ai pazienti. Esplorando nuove tecniche, farmaci e tecnologie e collaborando con altre discipline, l'anestesia continua a fare progressi verso un'assistenza più sicura, più efficace e più personalizzata per i pazienti di tutto il mondo.

La visione del futuro:
l'infermiera anestesista di domani

L'anestesia, come altre aree della medicina, è in costante evoluzione, guidata dai progressi tecnologici, dalle scoperte scientifiche e dalle mutevoli esigenze della società. In questa traiettoria di progresso, il ruolo dell'infermiere anestesista è destinato ad evolversi e ad adattarsi. Diamo un'occhiata più da vicino a come potrebbe essere l'infermiere anestesista di domani.

1. Integrazione tecnologica avanzata:

• L'anestesista infermiera di domani sarà probabilmente ancora più a suo agio con le tecnologie all'avanguardia, utilizzando strumenti come l'intelligenza artificiale per il monitoraggio dei pazienti, la telemedicina per le consultazioni e la realtà aumentata per la formazione continua.

2. Competenza multidisciplinare:
   - La crescente complessità dei casi, con pazienti che presentano molteplici co-morbilità, richiederà competenze in diverse discipline. Gli infermieri anestesisti potrebbero avere competenze avanzate in cardiologia, neurologia o farmacologia, per esempio.

3. Centrato sul paziente:
   - La tendenza verso un'assistenza più personalizzata continuerà. L'anestesista infermiera di domani sarà altamente qualificata nel comprendere e rispondere alle esigenze individuali dei pazienti, incorporando fattori come la genetica, lo stile di vita e le preferenze personali nel piano anestetico.

4. Leader ed educatore:
   - Oltre all'assistenza diretta, l'infermiere anestesista svolgerà un ruolo di leadership maggiore all'interno delle équipe mediche, aiutando a sviluppare protocolli, a formare le nuove generazioni e a sensibilizzare l'opinione pubblica sulle questioni legate all'anestesia.

5. Adattabilità e resilienza :
   - Di fronte a un ambiente medico in costante evoluzione, sarà essenziale la capacità di adattarsi rapidamente alle nuove situazioni, che si tratti di una pandemia, di un progresso tecnologico o di un nuovo farmaco.

6. Impegno per la sostenibilità:
   - La preoccupazione per l'ambiente e la sostenibilità aumenterà. Ciò significa che l'infermiera anestesista sarà coinvolta nelle scelte che riducono al minimo l'impatto ambientale, sia attraverso la scelta dei farmaci, sia attraverso l'uso di attrezzature eco-responsabili o l'adozione di pratiche sostenibili.

7. Etica e umanesimo :
- Nonostante i progressi tecnologici, l'aspetto umano dell'assistenza rimarrà al centro della professione. La capacità di interagire con empatia, di comprendere i dilemmi etici e di difendere i diritti dei pazienti sarà di fondamentale importanza.

Il futuro dell'infermiera anestesista è promettente, caratterizzato da innovazione, specializzazione e un profondo senso di umanità. Questi professionisti della salute continueranno ad essere pilastri essenziali del percorso chirurgico del paziente, garantendo la sicurezza, il comfort e il rispetto di ogni individuo.

Capitolo 26

RISORSE
E
RIFERIMENTI
AGGIUNTIVI

Libri di riferimento e articoli chiave

L'anestesia è un campo vasto e in continua evoluzione. Per fornire una formazione adeguata e tenersi aggiornati sulle ultime scoperte e tecniche, è essenziale fare riferimento a libri e articoli di riferimento. Ecco un elenco non esaustivo delle opere essenziali in questo campo:

Libri di riferimento :
- **Anestesia di Miller** di Ronald D. Miller e altri.
  - Un must per tutti i professionisti dell'anestesia. Questo libro offre una copertura completa della disciplina, dalle basi fondamentali alle applicazioni cliniche.
- **Fondamenti di anestesia** di Robert K. Stoelting e Ronald D. Miller.
  - Un'introduzione concisa e chiara alla pratica dell'anestesia, ideale per i principianti o come guida per il ripasso.
- **Anestesia clinica** di Paul G. Barash, Bruce F. Cullen e Robert K. Stoelting.
  - Una guida dettagliata agli aspetti clinici dell'anestesia, che evidenzia le tecniche e le raccomandazioni più recenti.
- **Anestesiologia clinica di Morgan & Mikhail** di John F. Butterworth, David C. Mackey e John D. Wasnick.
  - Un altro libro essenziale che fornisce una panoramica completa degli aspetti clinici dell'anestesia.
- **Anestesia e malattie coesistenti** di Robert K. Stoelting e Stephen F. Dierdorf.
  - Una guida specialistica alla gestione dei pazienti con co-morbilità, che offre strategie anestetiche personalizzate per ogni patologia.

Articoli chiave :

È difficile elencare articoli specifici, poiché la ricerca sull'anestesia viene costantemente aggiornata. Tuttavia, ecco alcune riviste di riferimento dove si possono trovare articoli essenziali:

- **Anestesiologia** - La rivista ufficiale della Società Americana degli Anestesisti. Pubblica ricerche cliniche e sperimentali, recensioni e articoli educativi.
- **British Journal of Anaesthesia** - Una rivista internazionale che copre tutti gli aspetti dell'anestesia.
- **Anestesia & Analgesia** - Pubblica ricerche sulla pratica clinica, sull'educazione e sulla politica relativa all'anestesia.
- **European Journal of Anaesthesiology** - Si concentra sulla ricerca clinica e di base in anestesia, terapia intensiva e medicina del dolore.

Suggerimento: la letteratura medica si evolve rapidamente, quindi è essenziale consultare regolarmente i database medici come PubMed o Medline, e partecipare a conferenze professionali per tenersi aggiornati sulle ultime pubblicazioni chiave.

Libri di riferimento :

- **Précis d'anesthésie et de réanimation** di Olivier Fourcade, Bernard Geeraerts e Pierre Coriat.
  - Un riferimento per l'anestesia e la rianimazione, che copre sia i fondamenti che le applicazioni cliniche.
- Anestesia e rianimazione in cardiochirurgia di Gilles Gueret e Pascal Rozec.
  - Questo libro si concentra sull'anestesia cardiaca, un sottocampo particolarmente specializzato e complesso.
- **Farmacologia in anestesiologia** di Serge Molliex, Bruno Riou e Olivier Fourcade.
  - Una guida ai farmaci e agli agenti utilizzati in anestesia, che fornisce una panoramica della

209

loro farmacodinamica, farmacocinetica ed effetti collaterali.
- **Anestesia d'emergenza** di Yannick Le Manach, Pierre-Géraud Claret e Thomas Fuchs-Buder.
  - Un libro che analizza le situazioni di emergenza in anestesia, fornendo protocolli e raccomandazioni.
- **Anestesia pediatrica** di Gérard Pons e Véronique Gauthier-Moulinier.
  - Questo libro esamina le particolarità dell'anestesia nei bambini, una disciplina a sé stante.

Articoli chiave :
La ricerca in anestesia è dinamica e costante. Per gli articoli, è consigliabile seguire le principali riviste mediche in lingua francese. Ecco alcuni suggerimenti:
- **Annales Françaises d'Anesthésie et de Réanimation** - Rivista di riferimento per gli anestesisti di lingua francese. Pubblica ricerche, recensioni e raccomandazioni.
- **La Revue des SAMU** - Sebbene si concentri principalmente sulla medicina d'urgenza, tratta anche argomenti rilevanti in anestesia.
- **Dolore: Valutazione - Diagnosi - Trattamento** - Rivista specializzata nella gestione del dolore, compresi gli aspetti legati all'anestesia.

Suggerimento: come per i libri in lingua inglese, la ricerca medica si evolve rapidamente. È quindi consigliabile consultare regolarmente le banche dati come PubMed (anche se gli articoli sono principalmente in inglese, le ricerche mirate possono aiutarla a trovare articoli in francese), e partecipare a conferenze e corsi di formazione in lingua francese per tenersi aggiornati.

Organizzazioni professionali
e conferenze

Le organizzazioni professionali svolgono un ruolo fondamentale nella formazione continua, nell'aggiornamento dei protocolli e nella promozione della ricerca in anestesia. Ecco alcune delle principali organizzazioni e conferenze francofone in questo campo.

Organizzazioni professionali :
- **Société Française d'Anesthésie et de Réanimation (SFAR):** è l'organizzazione principale degli anestesisti in Francia. Offre raccomandazioni, formazione ed eventi durante tutto l'anno.
- **Collège National des Anesthésistes Réanimateurs Libéraux (CNARL):** rappresenta gli anestesisti privati.
- **Association des Anesthésiologistes du Québec (AAQ)**: rappresenta gli anestesisti del Quebec e offre programmi di formazione continua.
- **Société Belge d'Anesthésie et de Réanimation (SBAR):** organizzazione che rappresenta gli anestesisti in Belgio e che offre anche programmi di formazione.

Conferenze degne di nota :
- **Congresso annuale SFAR**: è l'evento principale per gli anestesisti in Francia. Offre una moltitudine di conferenze, workshop e sessioni sugli ultimi progressi del settore.
- **Journées Franco-Suisses d'Anesthésie**: un incontro annuale tra anestesisti di Francia e Svizzera.
- **Congresso AAQ**: L'AAQ riunisce gli anestesisti del Quebec e di altri Paesi per discutere gli ultimi progressi e le migliori pratiche.

- **Giornate belghe di anestesia**: organizzate dalla SBAR, queste giornate riuniscono i professionisti del Belgio e dei Paesi vicini.
- **Renc'AR**: un incontro annuale di anestesia e terapia intensiva dedicato alla pratica quotidiana e alle innovazioni.

Oltre a questi congressi specificamente francofoni, ci sono molti eventi internazionali in cui l'inglese è la lingua principale, ma che sono rilevanti anche per gli anestesisti francofoni. Questi eventi, come il congresso della Società Europea di Anestesiologia, possono essere un'ottima occasione per scambiare con colleghi di tutto il mondo e per conoscere i progressi internazionali nel campo dell'anestesia.

Networking e comunità professionali

Nel settore medico, e più specificamente nell'anestesia, il networking e l'appartenenza a comunità professionali sono essenziali. Consentono ai professionisti di scambiare conoscenze, condividere esperienze, conoscere gli ultimi progressi, trovare opportunità di formazione continua e collaborare a progetti di ricerca.

Perché il networking è importante?
- **Scambio di conoscenze**: parlare con i colleghi le permette di conoscere nuove tecniche, nuovi protocolli e gli ultimi progressi nell'assistenza e nel trattamento.
- **Opportunità professionali**: il networking può portare a opportunità di lavoro, inviti a conferenze o collaborazioni di ricerca.
- **Supporto professionale ed emotivo**: le sfide cliniche possono essere stressanti. Parlare con

colleghi che hanno vissuto esperienze simili può offrire sostegno e prospettive diverse.

Dove e come fare rete?

- **Conferenze e congressi**: Partecipare a conferenze professionali è uno dei modi migliori per incontrare colleghi e scambiare idee.
- **Workshop e corsi di formazione**: spesso offrono l'opportunità di lavorare in piccoli gruppi e di stringere legami più stretti con altri professionisti.
- **Comunità online**: forum, gruppi Facebook, LinkedIn e altre piattaforme sociali offrono spazi per scambiare idee, porre domande e condividere risorse.
- **Associazioni e società professionali**: l'adesione a un'organizzazione professionale è essenziale per qualsiasi anestesista. Questi gruppi offrono spesso risorse preziose, eventi di formazione e opportunità di volontariato.

Notevoli comunità professionali in anestesia:

- **Société Française d'Anesthésie et de Réanimation (SFAR)**: oltre alle sue conferenze, la SFAR offre workshop, gruppi di lavoro e risorse online per i suoi membri.
- **Forum Anestesia-Recupero**: si tratta di un forum online in cui gli anestesisti possono discutere di questioni cliniche, condividere esperienze e chiedere consigli.
- **Gruppi di interesse speciale**: esistono molti gruppi di interesse speciale, come quelli incentrati sull'anestesia pediatrica, sulla gestione del dolore o sull'anestesia ostetrica.

Infine, il networking in anestesia non è solo un'opportunità per imparare, ma anche per contribuire. Condividere le proprie esperienze e conoscenze può aiutare altri professionisti e arricchire la comunità nel suo complesso.